AMRA

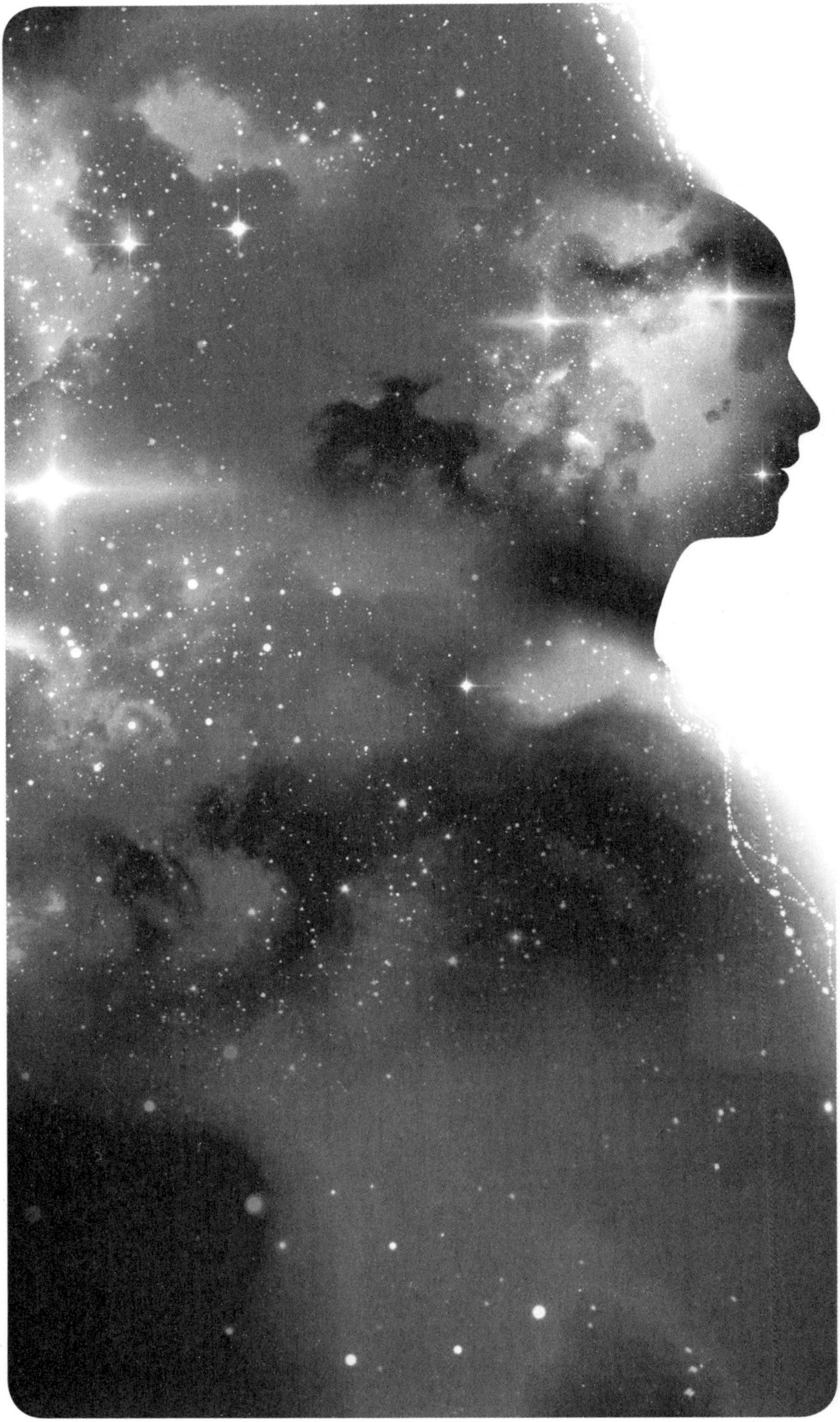

HORST KROHNE

Neue Sicht des Geistigen Heilens

Jede Krankheit ist heilbar

Überarbeitete Neuausgabe
Doppelter Umfang

AMRA

Besuchen Sie unseren Shop:
www.AmraVerlag.de

Ihre 80-Minuten-Gratis-CD erwartet Sie.
Unser Geschenk an Sie … einfach anfordern!

2. Auflage

Eine Originalausgabe im AMRA Verlag
Auf der Reitbahn 8, D-63452 Hanau
Hotline: + 49 (0) 61 81 – 18 93 92
Service: Info@AmraVerlag.de

Herausgeber & Lektor	Michael Nagula
Textbearbeitung	Thomas Görden
Einbandgestaltung	Guter Punkt
Layout & Satz	Birgit Letsch
Druck	Tschechien

ISBN Hardcover 978-3-95447-511-7
ISBN eBook 978-3-95447-512-4 (Neuausgabe)
ISBN eBook 978-3-95447-093-8 (Erstausgabe)

Bei der ersten Hälfte des Buches handelt es sich um eine umfassend ergänzte und erweiterte Neuausgabe der ursprünglichen Ausgabe von *Neue Sicht des Geistigen Heilens*. Sie beruht auf einer zuvor nur auf CD erschienenen Rede, die der Autor auf einem Heilerkongress in Graz hielt. Die zweite Hälfte des Buches ist eine deutsche Erstveröffentlichung.

Von Horst Krohne ist sonst noch bei AMRA erhältlich:
Geistheilung – Dialog mit der Seele. Überarbeitete Neuausgabe
Geistheilung ist ansteckende Gesundheit. Fakten, Fälle, Chancen
Ich möchte wissen, um zu helfen! Wie Medialität Heilung unterstützt
Die Geistige Schöpfung des Lebens. Botschaften zur Entstehung der Welt
Die Zwölf Programme des Bewusstseins. Geistiges Heilen und Lebenssinn
Geheimnis Lebenskalender. Heilen mit dem Gedächtnis des Energiekörpers
Die Zwölf Dimensionen des Lebens. Wie unser Bewusstsein aufgebaut ist
Hausbuch der Geistheilung. Hilfe im Alltag und bei chronischen Leiden

Inhalt

»Wenn du jemandem begegnest,
so denke daran,
dass es eine heilige Begegnung ist.
Wie du ihn siehst,
wirst du dich selbst sehen.
Wie du ihn behandelst,
wirst du dich selbst behandeln.
Wie du von ihm denkst,
wirst du von dir selbst denken.
Vergiss dies niemals,
denn in ihm
wirst du dich selbst finden.
Oder dich selbst verlieren.«

Herzensdank

Zur gleichen Zeit, als Horst Krohne sein »Zentrum für Lebenshilfe« auf Teneriffa verkaufte und seine »Schule der Geistheilung« in Deutschland gründete, begann eine seiner eifrigsten Studentinnen in Frankfurt am Main ihre Ausbildung zum Energetischen Berater.

Sie organisierte seine Seminare und sorgte mit weiblichem Weitblick für das Wohlergehen der Studenten. Unter anderem arrangierte sie die Abschlussfeste für die erfolgreichen Absolventen der Schule der Geistheilung nach Horst Krohne® und verteilte die Zertifikate, die Horst Krohne mit individuellen Durchsagen aus der Geistigen Welt versehen hatte.

In ihrer Freizeit brachte sie Schüler, die sich noch in der Ausbildung befanden, mit Dozenten zusammen und arrangierte Treffen mit Horst Krohne, die außerhalb der Ausbildung stattfanden.

Sie gründete eine der ersten Arbeitsgruppen und Heilkreise im Frankfurter Raum, in denen jene Absolventen der Schule »üben« konnten, die das in der zweijährigen Ausbildung Gelernte zunächst einmal im geschützten Rahmen einer Gruppe umsetzen wollten. Die Schule expandierte, und sie war mit der ganzen Liebe ihres Herzens beim Aufbau dabei. Ende des Jahres 2000 entschloss sie sich spontan, ihren damals ausgeübten Beruf aufzugeben, um sich vollends den Aufgaben der Schule zu widmen ...

Das schrieb Anneli Hösbacher im Jahr 2006 in ihrem Vorwort zur Erstausgabe von *Neue Sicht des Geistigen Heilens*, als sie und Horst Krohne bereits den Bund fürs Leben geschlossen hatten. Damals sagte sie rückblickend, sie habe mit ihm die bisher dynamischste Zeit ihres Lebens verbracht, und erklärte: »Heute gehe ich mit dem leisen, liebevollen Gefühl in die Zukunft, dass sich daran auch nichts Wesentliches ändern wird. Es warten noch viele Aufgaben auf uns.«

Sie war und blieb stets eine treibende Kraft, die das Wohl aller im Auge behielt und sich nach Kräften für die Menschen einsetzte. Im Jahre 2021 streifte sie ihre sterbliche Hülle ab und wechselte in eine unbeschwertere Welt.

Ich danke dir von Herzen, geliebte Anneli, für unser gemeinsames Wirken. Ohne dich wäre mein Leben so viel ärmer gewesen. Du hast die Liebe in mir zu ihrer wahren Größe entfacht.

Anneli Krohne-Hösbacher

& *Horst Krohne*

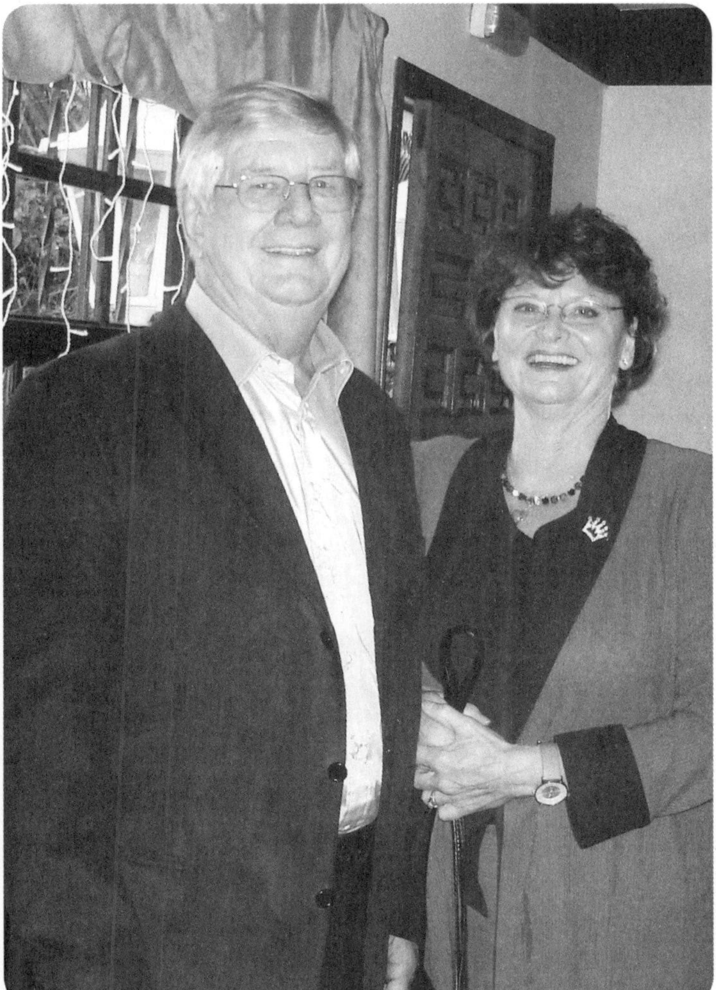

Lieber Leserin,
lieber Leser,

im vorliegenden Buch führe ich eine frühere Veröffentlichung von mir, die jetzt den ersten Teil der Neuausgabe von *Neue Sicht des Geistigen Heilens* bildet und umfassend ergänzt wurde, mit einem brandaktuellen, bisher noch nicht veröffentlichten Text zusammen. In beiden Texten möchte ich nicht etwa bioenergetische und geistige Heilmethoden lehren, das habe ich in meinen anderen Büchern getan.

Mein Wunsch ist es vielmehr, Wege zu beschreiben, die für mich eine Hilfe waren, die für mich Sinn ergaben, um an unsichtbare Informationen zu gelangen, wodurch unsinnige Heilanwendungen vermieden werden – denn Sinn und Unsinn in der Heilkunde liegen dicht beieinander.

Wir bringen alle Voraussetzungen dazu mit, unsere wahre Größe zu entfalten. Dieses tief empfundene Wissen liegt meinem Ansatz zugrunde. Ermöglicht wird das durch eine ganz bestimmte Art von Intelligenz. Von den Lebewesen auf der Erde, die mit einem physischen Körper ausgestattet sind, hat nur eines diese Art von Intelligenz entwickelt: der Mensch. Er verkörpert den vorläufigen Höhepunkt eines langen Evolutionsprozesses, und diese Auffassung wird von den meisten Wissenschaftlern geteilt. Doch schon immer gab es Menschen, die noch einen Schritt weitergingen. Sie betrachteten alles Lebendige, selbst den Menschen, als energetisch und lichterfüllt, getragen von einer unsichtbaren Kraft, die alles Physische durchdringt. Das macht den Menschen zu so viel mehr als alles, was wir bisher in ihm gesehen haben: zu etwas Göttlichem, einem Mitschöpfer. Nicht wenige gehen in ihrer Betrachtung sogar noch weiter und glauben, dass das Leben im Grunde ein Einziger Geist ist, der das gesamte Universum erfüllt und alles in diesem Universum erschafft.

Die Intelligenz des Menschen lässt es zu, durch zwei gegensätzliche Auffassungen ein bipolares Weltbild zu verfolgen, in dem jeder von uns eine zielgerichtete Entwicklung für sich und sein Umfeld sieht. Getragen werden unsere persönlichen Auffassungen von Erfahrungen, die wir im täglichen Leben machen, und von dem, was uns andere als richtig und wichtig vermitteln. Dabei leben wir in einer Welt der Gegensätze – nicht nur im Denken: »Ich bin dafür/Ich bin dagegen« –, alles Energetische und Materielle existiert in den Strukturen der Polarität. Gegensätze ziehen sich an oder stoßen sich ab und bedingen einander, jedoch stets wechselseitig. So funktioniert das menschliche Denken, so hat sich in der Evolution das menschliche Gehirn entwickelt, so wurde Intelligenz hervorgebracht. Der Weltgeist oder Gott hat unser Leben in der Materie erschaffen und uns diese Intelligenz mitgegeben.

Weil ich von Geburt an ein neugieriger Mensch bin und immer vieles hinterfrage, erkannte ich schnell, dass unsere Welt der Gegensätze sich auch auf unser Denken und Handeln erstreckt. Jede Einseitigkeit im Denken und Handeln ist falsch. Ohne den Gegenpol bei jedem Denken und Handeln mit einzubeziehen, sind keine vernünftigen Entscheidungen möglich – allein schon, weil durch die Wechselwirkung in einer Welt der Gegensätze eine Seite durch die andere bedingt ist. So begann ich bereits früh, die sich gegenseitig bedingenden Perspektiven des materiellen und spirituellen Denkens zu hinterfragen. Die dabei gefundenen Erkenntnisse aus meiner mehr als vierzig Jahre umfassenden Erfahrung als Geistheiler möchte ich in diesem Buch wiedergeben, Sinnvolles hervorheben und auf Unsinniges hinweisen.

Ich erhebe keinen Anspruch auf eine streng wissenschaftliche Beweisführung, die verlangt, genauso zu denken wie ich und alles anstandslos zu akzeptieren, selbst das, was nicht nachvollzogen werden kann. Meine Lebenserfahrungen, in denen zwei Lebensanschauungen zusammentrafen, nämlich die materielle und die spirituelle Wanderung, könnten nicht unterschiedlicher sein. Es sind zwei verschiedene Formen der Bewusstseinsentfaltung; es ist eine Wanderung zwischen der physischen Welt, die uns, weil wir einen Körper haben, täglich bewusst ist, und dem geistigen Potenzial – aus der Welt der Schöpfung, von Gott oder dem Weltgeist –, bei dem allein der Glaube uns zum Wissen führen kann.

Wenn in einer Welt der Gegensätze beide Seiten einander bedingen, muss es etwas Gemeinsames geben, eine dritte Kraft, eine gegenseitige Anziehung, die trotz aller Gegensätze den Zusammenhalt in einer polarisierenden Gemeinschaft ermöglicht. Während der Suche nach dieser bindenden Kraft wurde mir immer wieder bewusst, dass unser Denken, unser tägliches Entscheiden des Ja und Nein, des Glaube-Ich und Glaube-Ich-Nicht, keine Lösung bringt. Deshalb suchte ich den Weg des Erlebens, denn die stärksten Argumente unseres Denkens formen sich durch die Selbsterfahrung, indem wir uns in den Mittelpunkt der Gegensätze begeben und im Brennpunkt der Polarität Entscheidungen suchen.

Als Heranwachsender hatte ich ein Erlebnis, dass meinen weiteren Weg der Selbsterkenntnis immer wieder beeinflusste. Wahrscheinlich war dieses Erlebnis sogar der Zündfunke auf meinem Lebensweg, der mich zur Geistheilung führte. Es war im Winter 1945, und wir waren auf der Flucht, als ich mit elf Jahren an einer Hals-Nasen-Diphtherie erkrankte. Als meine Mutter endlich einen Arzt herbeirufen konnte, eröffnete er ihr: »Hier ist nichts mehr zu machen, er atmet ja nicht mehr, ich komme morgen früh vorbei und stelle den Totenschein aus.« Davon erfuhr meine Großmutter, eine bekannte Heilerin, die gerade bei anderen Familien half. Sie eilte herbei und erklärte: »Gib mir den Jungen.« Die ganze Nacht betete und behandelte sie mich, und am nächsten Tag war ich völlig gesund. Als mich an diesem Morgen der Arzt so gesund sah, konnte er nicht glauben, was hier geschehen war, und er fragte meine Großmutter: »Was haben Sie gemacht?« Sie sagte nur: »Da hat wohl der liebe Gott meine Gebete erhört.«

Viele Menschen, denen ich davon erzählte, fanden das absolut unglaubwürdig, doch ich hatte es ja selbst erlebt. Ich hatte mich an der Schnittstelle von Leben und Tod befunden, im Brennpunkt von Diesseits und Jenseits. Solch ein Erlebnis, eine Nahtoderfahrung, wie ich sie im Laufe meines Lebens noch weitere zwei Mal machen durfte, formte mein Denken und Handeln. Als wissbegieriger Mensch mit der Neigung, Unergründliches ergründen zu wollen, führte das im Jahre 1969 dazu, dass ich mich mit geistigen Heilweisen auseinanderzusetzen begann. In einem von mir ins Leben gerufenen Heilzentrum auf Teneriffa lud ich ab 1975 über mehrere Jahre hinweg Heiler aus der ganzen Welt ein. Bei den unzähligen Heilanwendungen, denen ich fortan beiwohnte, und bei meinen von mir selbst durchgeführten Heilanwendungen, kristallisierte sich immer stärker ein Bild von der Wirkungsweise bioenergetischer und geistiger Heilweisen heraus. Durch Selbsterfahrung wurde mir bewusst, dass alle Heilungen, die für uns ein Wunder darstellen, an der Schnittstelle zweier gegensätzlicher Weltbilder stattfinden, an einem Transformationspunkt zweier Welten. Auf dieser Ebene zwischen Geist und Materie kommt es zur Überlappung von Information und Wirkung. Dabei können Informationen aus der Welt der Ideen, aus dem Geist, in die Gesetzmäßigkeiten der materiellen Welt einfließen. Diese Informationen sind in der Lage, in unserem von irdischen Gesetzmäßigkeiten geprägten Verstand ein Staunen und Wundern auszulösen.

Aus der materiellen Sicht ist die Wirkungsweise der Geistheilung nicht zu erklären. Doch durch eigene Erlebnisse kann sich unser Verstand dem Unerklärlichen öffnen und etwas als gegeben ansehen, selbst wenn wir es nicht erfassen können und seine Gesetzmäßigkeiten (noch) nicht verstehen. Solche Einblicke in eine Welt mit anderen Dimensionen und Gesetzen können nicht einfach herbeigezaubert oder eingeschaltet werden, sie können nur durch vorurteilsfreie Annahme und Selbsterfahrung entstehen.

Dass dieser Schnittpunkt zwischen diesseitigen und jenseitigen Welten existiert, lässt sich mit unserem rationalen Denken nur schwer begründen. Versuchen wir es trotzdem. Gehen wir dabei von unserem polaren Weltbild aus – schon sind wir wieder bei Materie und Energie. Wir können die Gegenpole auch Körper und Geist nennen. Oder eben Diesseits und Jenseits. Doch neuerdings sagt uns die Wissenschaft von den grundlegenden Phänomenen der Natur in Form der Quantenphysik, dass Materie und Energie, Körper und Geist, das Gleiche sind und sich lediglich in unterschiedlichen Seinszuständen befinden. Das Diesseits ist nur ein anderer Seinszustand als das Jenseits, es sind Aspekte ein und desselben, des ganzen Universums, das von Gott oder dem Göttlichen erschaffen wurde. Geist und Materie (Körper) sind also nur vermeintlich eine Polarität, sie erscheinen uns erst so durch das Hinzutreten der Energie, die für uns die Materie (des Körpers) sichtbar und fühlbar werden lässt. Und diese bindende energetische Kraft, das vermittelnde dritte Element – ist die Seele. Sie ist der Brennpunkt des Lebens und gleichzeitig Informationsträger für beide Seiten, mit großer Sog- und Wechselwirkung. Über diese Schnittstelle fließen alle Informationen: vom Geist zur Materie, von der Materie zum Geist. Sie ermöglicht den Zusammenhalt der Polaritäten, vergleichbar damit, wie die Materie Anziehung erzeugt und wie der Geist über die Seele, also die bindende Kraft, den Zusammenhalt (geistige Anziehung) bewirkt.

Kehren wir bei unserer Betrachtung jetzt wieder zurück zu unseren Lebensbedingungen als Mensch in einer *Welt* von Menschen, so möchte ich die vielen noch offenen Fragen im Weiteren aus dem Blickwinkel der Geistheilung betrachten. Meine Erfahrung als Geistheiler hat mir gezeigt, dass wir an der Schnittstelle, wo Geist und Materie den Raum für die Seele öffnen, von unserer Seele (der Begriff *Unbewusstes* kommt einer Beschreibung der Seele vermutlich am nächsten) Informationen bekommen – Informationen, die wir zu unserem Wohl und zum Wohle anderer nutzen können. Dabei hilft uns die Meditationserfahrung, das Absenken unserer Hirnfrequenzen, ohne die wir nicht in den Genuss des Sogfeldes zwischen Materie und Geist kommen, jenes Raums zwischen der Welt des Jenseitigen und unserer Welt der Erscheinungsformen. Unser Denken ist so gegliedert, dass wir etwas glauben können, ohne es wirklich zu wissen. Und der bloße Glaube bringt keine Gewissheit.

Wenn wir nur glauben, bleiben wir gefangen in einer materiellen Sichtweise des Wunderns und der Zweifel.

Unsere Sprache und unser Denken sind aber in der Lage, in unserem Unbewussten etwas zu wecken, was unser logisches, analytisches Denken beeinträchtigt: Gefühle, Neigungen und Bedürfnisse. Das ist riskant, es reißt uns aus dem Gewohnten. Deshalb werden grenzüberschreitende Wahrnehmungen oft verneint, was bei vielen dazu führt, dass sie eine Beschäftigung mit dem Energetischen ängstlich meiden. Öffnet sich der Mensch jedoch für eine andere als die bisher geglaubte Sichtweise, entsteht oft der Wunsch, sie nicht nur zum eigenen Wohle einzusetzen, sondern darüber hinaus zum Wohle anderer.

Ins Unbekannte vorzudringen ist der Weg des Lernens, auch wenn es um das Spirituelle geht, um Fragen, die sich um Gott und die Welt drehen. Da sind Probleme durch die verschiedenen religiösen Auffassungen vorprogrammiert. Und hinzu kommen noch die Wissenschaften und das materielle Denken, die ebenfalls auf den Prüfstand kommen. Was für eine Agenda! Ihr Ausmaß ist so groß, da mag man vielleicht gar nicht dran rühren. Und doch sind auch die Freuden der dabei gewonnenen Erkenntnisse so groß, dass niemand, der einmal in ihren Genuss kam, sie jemals wieder missen möchte.

Seien Sie gesegnet von Herzen!

Ihr *Horst Krohne*

Neue Sicht des Geistigen Heilens

»Die Menschen suchen Heilung
für Krankheiten, die sie nicht kennen,
und für Symptome, die sie nicht verstehen.
Sie suchen Gesundheit, die sie nicht leben können.
Wenn wir die Krankheit nicht verstehen
und die Symptome nicht kennen
und uns keine Gedanken über uns selbst machen,
können wir nicht ins Heil kommen.«

Bewusstsein in einem Körper

Bevor ich über die Arbeit eines modernen Geistheilers spreche, möchte ich mich an Sie ganz persönlich wenden.

Sie sind hier auf dieser Welt als Bewusstsein in einem Körper. Sie haben sozusagen einen Körper hierher mitgebracht, der es Ihnen ermöglicht, diese Welt zu verstehen und sich selbst darin zu entwickeln und zu entfalten.

Das Bewusstsein, das in Ihnen steckt, ist Ihr *wahres Sein*. Das, was Sie denken, was Sie mit Ihren fünf Sinnen erfassen und verarbeiten, ist nur ein Bruchteil dessen, was Sie wirklich sind. Sie sind unendlich viel größer, als Sie glauben.

Wir können noch weiter ausholen: Den Körper, mit dem Sie heute hier sitzen und dieses Buch lesen, haben Sie nicht selbst erschaffen. Er wurde Ihnen auf der Basis bestimmter biologischer Prozesse von Ihren Eltern zur Verfügung gestellt. Dann haben Sie ihn beseelt. Sie brachten ein Bewusstsein und ein Können mit, das größer und vollkommener ist als das Wissen sämtlicher Biologen und Ärzte. Und diesen Körper, den Sie heranwachsen ließen und mit dem Sie durchs Leben gehen, diesen Körper heilen Sie Tag für Tag aufs Neue, und zwar in einer Geschwindigkeit und mit einer Präzision, wie keine äußere Heilmethode es vermag.

Ich will Ihnen ein paar Beispiele nennen: Ihr physischer Körper besteht aus ungefähr sechzig Billionen Zellen. Diese Zellen haben eine begrenzte Lebensdauer. Einige leben nur wenige Wochen, andere mehrere Monate oder gar Jahre. Sie können jedoch davon ausgehen, dass sich Ihr Körper alle sieben Jahre einmal von Grund auf erneuert hat, dass er also nach sieben Jahren aus sechzig Billionen neuen Zellen besteht. Wenn man das hochrechnet, erschaffen Sie in jeder Sekunde acht bis neun Millionen neue Zellen. Das nennt man Zellregeneration.

Diese Zellregeneration spielt bei allen Heilungsprozessen eine zentrale Rolle, denn von dieser Zellregeneration – an die Sie nicht einmal zu denken brauchen – hängt das ganze Leben ab. Sie verfügen also über eine bestimmte Form von Bewusstsein, nämlich über ein Bewusstsein, das mit atemberaubender Geschwindigkeit in der Lage ist zu entscheiden, ob eine bestimmte Zelle ersetzt werden muss oder nicht. Doch damit nicht genug. Mit diesem Bewusstsein sind Sie darüber hinaus in der Lage, Prozesse zu steuern, die weit über das hinausgehen, was unser Denken zu leisten vermag.

Sie haben zum Beispiel ein Immunsystem, das Ihren ganzen Organismus vor Eindringlingen schützt, vor Mikroorganismen, die Ihnen Schaden zufügen könnten. Das Immunsystem hat seinen Sitz nicht etwa im Gehirn. Vielmehr wird das Gehirn selbst vom Immunsystem überwacht. Das Immunsystem besteht seinerseits aus sehr vielen Einheiten: Leukozyten, Immunglobulinen, Hämozyten, Lymphozyten und wie sie alle heißen. Ein Biologe hat einmal berechnet, dass es so viele Einheiten sind, wie es Fische in den Meeren gibt. Und Sie sind der Dirigent dieses Systems. Sie dirigieren Ihr Immunsystem, und das bedeutet: Sie überwachen Ihren Körper selbst, aber nicht aus Ihrem Denken. Wohl tragen Sie mit gesunder Lebensführung dazu bei, doch den weitaus größten Teil leistet Ihr geistig-seelisches Bewusstsein.

Dabei sind das noch kleine Größen im Vergleich zu denen, die Sie ebenfalls beherrschen, und zwar über Ihren Stoffwechsel. In jeder einzelnen Zelle kommen pro Sekunde potenziell bis zu zwanzigtausend chemische Verbindungen zustande. Die Entgiftung, der Abtransport der Schlacken, die Verarbeitung der aufgenommenen Nahrung und deren Verteilung bis in das Zellgefüge – all das ist eine Riesenarbeit, bei der Enzyme und Hormone als elektrochemische Schlüssel fungieren. Sie können sowohl Energien aktivieren und deaktivieren als auch chemische Prozesse einleiten oder abschalten. Auch das machen Sie mit Ihrem Bewusstsein.

In einem Biologiebuch habe ich gelesen, dass in einem menschlichen Körper so viele Enzyme und Hormone zur Verfügung stehen, wie es Insekten auf der ganzen Welt gibt. Stellen Sie sich vor, Sie müssten alle Insekten dieser Welt koordinieren und steuern! Unvorstellbar – aber genau das tun Sie mit den Enzymen und Hormonen in Ihrem Körper! In vielen Zellen laufen bis zu zwanzigtausend molekulare Verbindungen pro Sekunde ab – und das bei sechzig Billionen Zellen!

Leben ist Licht

Es gab früher keine Erklärung dafür, wie das Leben es überhaupt schafft, eine solche Steuerung vorzunehmen. Erst Forscher wie Professor Fritz Albert Popp (1938-2018), der seine wissenschaftliche Laufbahn als Radiologie-Physiker und Krebsforscher begann, haben im wahrsten Sinne des Wortes Licht in diese so lebenswichtige Frage gebracht.

Wie Popp und andere Bioplasma- oder Bioenergieforscher herausgefunden haben, kommunizieren die Zellen mit Hilfe von Licht. Das Licht schleust buchstäblich mit Lichtgeschwindigkeit ganze Kaskaden von Informationen durch Ihre Zellen und damit durch Ihren ganzen Körper. Mit Lichtgeschwindigkeit rauschen Informationen von Zelle zu Zelle, gesteuert von Ihrem Bewusstsein. Die Zelle informiert auf diese Weise den ganzen Körper. Nur aufgrund dieser lichtschnellen Informationsübertragung ist es dem Körper möglich, all das zu leisten, was ich oben angesprochen habe.

Sie sind ein Kind Gottes, Sie besitzen göttliche Fähigkeiten.

Aber das ist noch lange nicht alles. Das Immunsystem, die Heilungskräfte und die Zellregeneration sind ja nur Bestandteile des gesamten bioenergetischen oder biochemischen Prozesses, und mit Ihrem Geist beherrschen Sie all dies. Sie sind ein Wunderwerk. Sie haben göttliche Fähigkeiten. Sie sind ein Kind Gottes. Wie es unsere christliche Lehre sagt:

Wir sind Kinder Gottes.

Nur weil Sie dieses Bewusstsein und dieses Vermögen mitgebracht haben, können Sie in Ihrem Körper erleben, was Sie erleben. Ihr Körper ist ein Instrument des Lebens, und Sie haben gelernt, mit diesem Instrument umzugehen, sich darin auszudrücken und neue Erfahrungen darin zu sammeln.

Versuchen wir einmal, dieses Bewusstsein ins Verhältnis zu setzen zu dem Bewusstsein, das Sie im Kopf haben, also zu Ihrer Intelligenz oder Ihrem Denken. Nehmen wir dafür ein Beispiel, das auch bei einem der letzten Weltkongresse für Neurologie genannt wurde.

Wenn man Ihr denkendes Bewusstsein, also Ihre Intelligenz, Ihr Erinnerungsvermögen und all das auf CD brennen würde, hätte man am Ende einen fingerdicken Stapel von CDs, auf denen Ihr denkendes Bewusstsein gespeichert wäre. Wenn man aber auf die gleiche Weise das Bewusstsein, dessen Sie sich bedienen, um Ihren ganzen Körper zu erhalten, zu dirigieren und zu heilen, auf CD brennen würde, dann wäre der Stapel am Ende acht Kilometer hoch.

Anders ausgedrückt: Ihr denkendes Bewusstsein ist nur der millionste Teil Ihres Gesamtbewusstseins.

Elektrisch und magnetisch

Hier können wir ansetzen, wenn wir sogenanntes energetisches Heilen – oder Heilen mit Bewusstsein – verwenden wollen, um anderen Menschen zu helfen.

Sobald in Teilen unseres Bewusstseins Turbulenzen auftreten, die dazu führen, dass unser Körper nicht mehr richtig gesteuert wird, entsteht das, was wir Krankheit nennen. Ein moderner Geistheiler oder Energietherapeut sollte in solchen Fällen wissen, in welchen Bereichen die Störung liegen könnte, die wir als Krankheit oder aber als Unzufriedenheit oder Unwohlsein wahrnehmen.

Aus diesem Grund haben wir aus allen Wissensgebieten, die uns heute zur Verfügung stehen, bis hin zu dem uralten Wissen unserer Ahnen, ein Bild zusammengestellt, das in sich stimmig ist und dessen Teile einander nicht widersprechen. Es könnte vielleicht die Grundlage einer Heilkunde sein, die schon in früheren Zeiten von einer ganzen Anzahl Seher, einschließlich C. G. Jung (1875-1961), beschrieben wurde. Schauen wir uns also einige Details dieses Bildes an.

Sie wissen, dass Ihr Körper über das Nervensystem gesteuert wird. Nun haben Bioenergieforscher herausgefunden, dass unser Nervensystem eine Leistung von etwa dreihundert Watt erbringen kann. Das heißt: Nervenströme, die von der Leistung her drei große Glühbirnen betreiben könnten, dirigieren unseren Körper, und wenn dabei etwas falsch läuft, kommt es zur Krankheit. Deshalb sagen manche Ärzte, wenn sie eine Krankheit nicht genau diagnostizieren können:

»Organisch sind Sie völlig gesund. Ihre Beschwerden sind wahrscheinlich nervlich bedingt.«

Das Erstaunliche ist, dass die Lehren der Schulmedizin nichts darüber sagen, wo der Strom herkommt, der in Ihrem Nervensystem pulsiert. Wenn Sie aber als Energietherapeut arbeiten wollten, sollten Sie zumindest wissen, wo die Kraftzentren für die Stromerzeugung im Organismus liegen. Nur wenn Sie wissen, wo vielleicht zu wenig oder zu viel Bioelektrizität erzeugt wird, können Sie korrigierend eingreifen. Diese korrigierenden Maßnahmen bezeichnen wir dann als Heilung oder Harmonisierung.

Das Nervensystem ist aber nur ein Teil unseres bioenergetischen Systems. Wie wir aus der Physik wissen, kommt Elektrizität nie allein vor, und auch Magnetismus existiert nicht allein. Es gibt nur Elektromagnetismus – eine Energieart, die sich in zwei Polen ausdrückt, in magnetischen und elektrischen Komponenten. Diese elektrisch-magnetischen Komponenten bilden das, was wir als Elektrodynamik kennen.

Elektrodynamik spielt in unserer modernen Zivilisation eine wichtige Rolle und wird in der Telekommunikation ebenso genutzt wie in allen mit Strom betriebenen Maschinen und Antriebselementen. Elektrodynamik macht sich aber auch *in* uns bemerkbar, und zwar als Psychosomatik, als Zusammenspiel zweier Komponenten: Bioelektrizität und Biomagnetismus.

Die Erforschung des Biomagnetismus hat viel früher eingesetzt als die der Bioelektrizität, nämlich schon vor hunderten und sogar tausenden von Jahren. Die wohl bekannteste uralte Heilme-

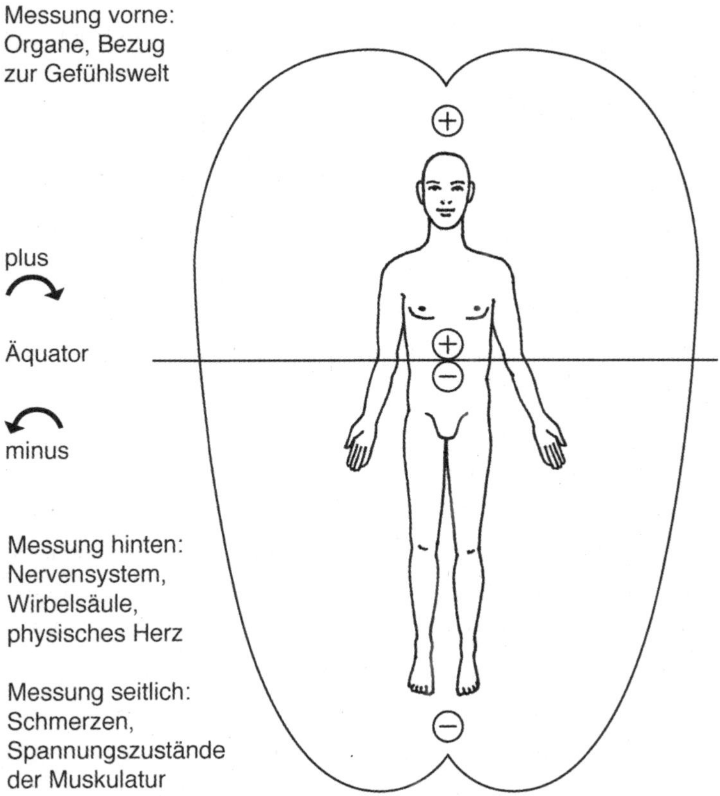

Elektrostatisches Feld des Menschen

thode, die diese biomagnetischen Kräfte in uns korrigieren oder steuern hilft, ist die chinesische Akupunktur lehre, nach der die biomagnetischen Kräfte in Energiekanälen, den sogenannten Meridianen, pulsieren. Diese Meridiane bilden ein ähnlich weit verzweigtes System wie die Nerven, und beide – das Nervensystem und das Meridiansystem – stehen in ständigem Austausch miteinander und bedingen sich gegenseitig.

Ohne das Wechselspiel zwischen elektrisch und magnetisch kann weder in einem elektronischen Gerät oder Schaltelement Leistung erbracht werden noch in unserem Organismus. In uns besteht eine ständige Wechselwirkung zwischen Elektrizität und Magnetismus. Es ist so, dass das Magnetische – das sind unsere Gefühle, Neigungen und Bedürfnisse, die nichts mit dem Denken zu tun haben, sondern unsere Entwicklung auf einer tief unbewussten Ebene mitgestalten – mit dem nervlich Bedingten kommuniziert. Und diese Kommunikation klappt mal besser und mal schlechter.

Sie kennen das: Wenn Ihre Gefühle überschäumen, ist Ihr Denken nicht gerade in einer starken Position, und im ungünstigsten Fall werden Sie von den Gefühlen übermannt. Umgekehrt kann es aber auch sein, dass Gefühle völlig versiegen, und dann entstehen meistens schwere Depressionen.

Mit anderen Worten: Wenn es zu Spannungsdifferenzen zwischen dem elektrischen und dem magnetischen System kommt, wird der Mensch krank. Und das nennt man dann eine psychosomatische Erkrankung.

Ich sagte es bereits: Das Wechselspiel zwischen elektrisch und magnetisch, das wir aus der Technik als Elektrodynamik kennen, drückt sich in unserem Körper als Psychosomatik aus. Das heißt: Das Unbewusste, die Seele (Psyche und Seele werden hier als Einheit betrachtet) äußert sich im Körper als psychosomatische

Funktion. Und die ist absolut notwendig, denn einzig durch dieses Wechselspiel ist jene Steuerung möglich, die das Leben braucht, um in einem physischen Körper existieren zu können!

Wir sind bioenergetisch gesteuerte Lebewesen. Es gibt keinen Vorgang, weder bei der Zellteilung noch im Immunsystem, der ohne Energie abläuft. Überall findet dieser Austausch von energetischen Informationen statt und steuert Ihren Körper. Und Sie bewirken, dass dies geschieht! Aber womit bewirken Sie es?

Der innere Dirigent

Wer ist dieser Dirigent in Ihnen, den Sie nicht einmal gedanklich fassen können? Viele meinen, er käme vielleicht von außen oder aus den Genen. Aber die neuesten Erkenntnisse der Bioplasmaforscher und der Epigenetik weisen in eine ganz andere Richtung.

Wir sprechen ja neuerdings gern davon, dass wir eine Einheit aus Körper, Seele und Geist sind. Diese Vorstellung ist gar nicht so neu. In vielen Bereichen und in allen Kulturen kennt man diese Trinität, wenn auch unter verschiedenen Namen. In der Psychologie zum Beispiel spricht man vom Bewussten, vom Unbewussten und vom Überbewussten oder vom Niederen, Mittleren und Höheren Selbst. Das sind alles unterschiedliche Bezeichnungen für das Gleiche.

Wenn wir nun auf der einen Seite den Körper mit dem Nervensystem haben, also den elektrischen Teil, so haben wir auf der anderen die Gefühle, die Emotionen, das Psychische, also den magnetischen Teil. Diese magnetische Komponente kann man heute mit Bioresonanzverfahren und ähnlichen Methoden messen.

Gefühle können blitzartig das ganze physische Gefüge durcheinanderbringen. In Ausnahmesituationen, die Schreck oder Panik auslösen, reagiert der Körper völlig anders, als Sie es wollen oder sich ausgedacht haben.

In solchen Situationen liegen die ganzen Steuerungselemente im Argen, aber nicht das Bewusstsein. Das Bewusstsein ist die Instanz, welche die psychosomatische Steuerung der biomagnetischen und bioelektrischen Prozesse übernimmt. Doch wo befindet sich dieses Bewusstsein?

Diese Frage hat in den letzten Jahrzehnten viele Forscher beschäftigt. Man hat in allen möglichen Kulturen gesucht, bis das Rätsel endlich gelöst war. Viele hatten es schon vermutet, aber bisher nicht beweisen können: Die wahre Intelligenz unseres Bewusstseins ist die Seele, und die wohnt in den Chakren.

Chakren und Energie

Wir haben sieben Hauptchakren, verbunden durch eine Energieachse, die wir Kundalini nennen. Im Bereich dieser sieben Hauptchakren sammelt sich die außersinnliche oder übersinnliche Intelligenz, wobei jedes der sieben Chakren in einem anderen Frequenzbereich pulsiert und unterschiedliche Aufgaben hat. So übernimmt etwa das Herzchakra die Steuerung des Immunsystems und der Zellregeneration und ist der Befehlsgeber für fast alle Heilungsprozesse.

Ein Stockwerk tiefer, im Oberbauch, liegt das Milzchakra. Es steuert die Stoffwechselprozesse der großen Bauchorgane sowie die Zusammensetzung der Enzyme und Hormone, die in diesen Bauchorganen produziert werden. Das Sakralchakra im Unterbauch ist ganz allgemein für die Entgiftung des Kör-

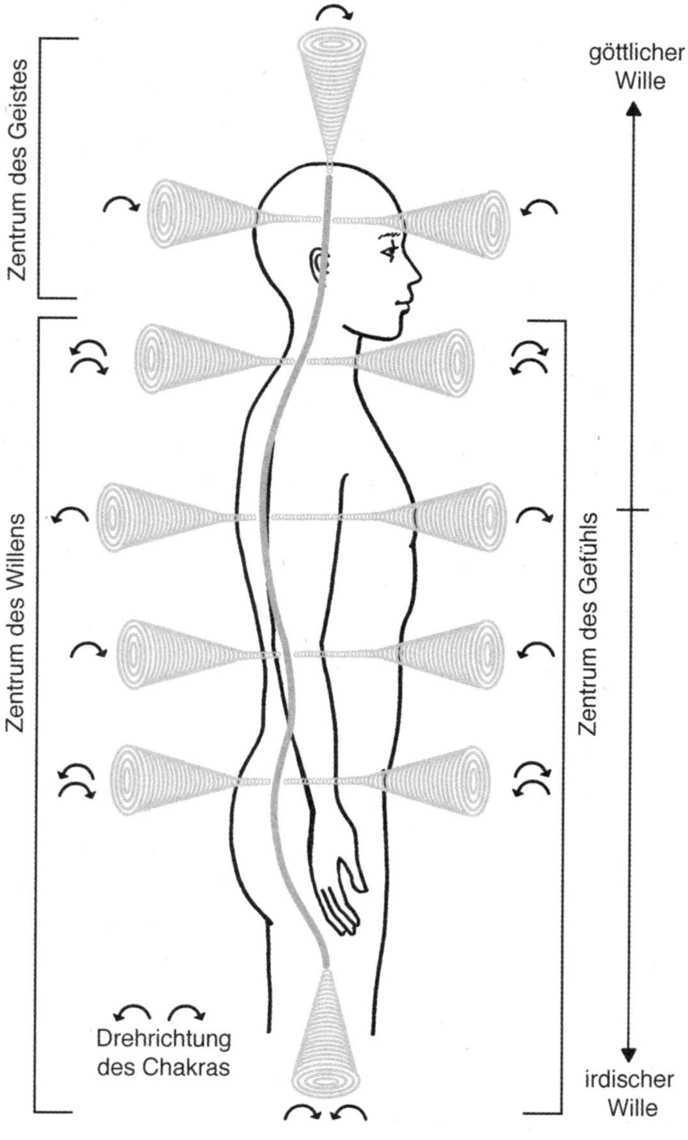

Chakrenansicht von der Seite

pers zuständig, sei es über das Nieren-Blasen-System, die Haut oder den Darm.

Das heißt: Diese Chakren übernehmen Aufgaben, die von den nervlich bedingten Steuerungen (der Psychosomatik) selbst nicht geleistet werden können, wie etwa die Bildung, Ausschüttung und Aktivierung von Hormonen und Enzymen. Diese Hormonsteuerung kann ein- und ausgeschaltet werden, genau wie die Steuerung der Enzyme. Die Chakren sind ein den Nerven und Meridianen übergeordnetes System der Vitalität.

Wir haben natürlich noch weitere Chakren von enormer Bedeutung. Auch im Bereich des Halschakras, des Stirnchakras und des Wurzelchakras werden ganz wichtige Funktionen gesteuert. Jedes Chakra hat seine eigene Dynamik und trägt seinen Teil zu unserem Gesamtbewusstsein bei.

Das Erstaunliche ist, dass ständig Energie in die Chakren einfließt und auch wieder aus ihnen austritt. Jedes Chakra ist also gleichzeitig empfangend und gebend.

Dies wurde auch intensiv untersucht, vor allem von dem Japaner Professor Dr. Hiroshi Motoyama (1925-2015), dessen Institut in der Erkenntnis der Chakrenenergie weltweit führend war. Chakren können heute fotografiert und auch in ihren Schwingungen erfasst werden. Dabei wurden zwei sensationelle Entdeckungen gemacht, die allerdings weitgehend unbekannt blieben, denn die Systeme, die ich hier beschreibe, werden von der Schulmedizin größtenteils abgelehnt, weil sie keine physische Struktur haben.

Die Chakrenenergie, die zu uns pulsiert, ist etwa vierhundert Watt stark und trägt dazu bei, dass der Mensch ungefähr tausend Watt Energieleistung erbringen kann. Das mag Ihnen sehr viel vorkommen, aber denken Sie nur mal daran, was ein Sportler leistet. Wenn etwa ein Radrennfahrer im Straßenrennen spurtet, setzt er mit seiner Anstrengung schon bis zu zweitausend Watt frei. Alle diese Energien sind immer parat: der Herzschlag, die Atmung, die Selbstheilung, die Regeneration – all das muss ja gesteuert werden. Dazu braucht man einige hundert Watt. Hinzu kommt noch der ständige Wärmeverlust.

Nicht nur Parapsychologen, sondern auch Außenseiter im Bereich der Naturwissenschaften behaupten, dass uns ein ständiger Strom von Informationen aus der geistigen Welt zufließt. Diese energetischen Informationen werden von den Chakren transformiert und in all unseren Energiesystemen genutzt. Diese Energie – so weiß man heute – ist uns als Energieart weitgehend unbekannt. Sie ist nämlich einpolig.

Wir hingegen leben in einer Welt der Bipolarität, in einer Welt der Gegensätze: hell – dunkel, plus – minus, positiv – negativ, männlich – weiblich. Überall haben wir zwei Pole. Nur der geistige Zustrom ist einpolig und wird erst in den Chakren zur bipolaren Energie umfunktioniert.

Die Intelligenz unseres Bewusstseins

Was wir als Seele bezeichnen, das ist die wahre Intelligenz unseres Bewusstseins, und diese Seele wohnt in den Chakren. Einerseits ist die Seele fest im Geist verankert und holt sich so Information aus dem kollektiven oder göttlichen Bewusstsein, andererseits ist sie ebenso fest im Körper verankert. Durch den Körper, mit dem Körper und über den Körper lernt sie, sich selbst zu vervollkommnen, indem sie dadurch, dass sie Erfahrungen sammelt, die Prozesse des Lebens immer besser gestaltet.

Wir befinden uns auf der ewigen Reise der Evolution, und unsere Seelen sind schon seit Millionen von Jahren oder noch länger auf dieser Reise. Und jeder von uns, so einzigartig er auch sein mag, strampelt auf seine Art und Weise dem Licht und der Vollkommenheit entgegen. Von Leben zu Leben.

Wenn wir nun unter erschwerten Bedingungen antreten, etwa in einem Zeitalter wie diesem, in dem die Natur unterdrückt und zerstört wird, finden wir Verhältnisse vor, die wir nicht beherrschen können.

Das führt zu Zivilisationskrankheiten. Und der größte Teil dieser Zivilisationskrankheiten beruht auf Unverträglichkeiten, die zu allergischen Reaktionen führen.

Kürzlich habe ich gelesen, dass etwa sechsundfünfzig Prozent aller Österreicher Unverträglichkeiten aufweisen, die schon Allergien sind oder sich zu einer Allergie ausweiten können. Etwa fünfzig Prozent aller bereits bestehenden Allergien drängen kräftig nach außen und werden als Hautjucken, Hautrötungen, entzündliche Prozesse in den Atemwegen, den Augen oder anderswo sichtbar.

Ein Großteil dieser psychosomatischen Reflexe geht aber auch nach innen. Unsere Diagnosen auf der bioenergetischen Ebene haben ergeben, dass Allergien praktisch jede Krankheit auslösen und mitgestalten können beziehungsweise das Entstehen einer Krankheit überhaupt erst möglich machen. Eine Allergie ist ein Erregungszustand, ein Zustand also, den Sie aus Ihrem Tagesbewusstsein kennen: Wenn Sie sich so richtig ärgern und entsprechend erregt sind, handeln Sie unvernünftig.

Und genau das ist ein psychosomatischer Reflex, der an allen möglichen Stellen im Körper Störungen auslösen und Funktionen zum Entgleisen bringen kann: Die Seele erreicht den Körper nicht mehr. Wenn die Übertragung von Informationen vom Geist zur Seele und von der Seele zum Körper gestört ist, gibt es die größten Probleme.

Mit anderen Worten: Wie in unserer »wirklichen« Welt liegen den größten Problemen Kommunikationsstörungen zugrunde.

Angst verstärkt jede Krankheit

Wenn einer den anderen nicht versteht, entsteht Angst, weil man nicht weiß, was der andere (oder die anderen) vorhat (vorhaben). Und Angst ist die schlimmste Geißel der Menschheit. Jeder zweite Mensch hat Angstsymptome, die jede Krankheit verstärken und sogar Krankheiten auslösen können.

Psychosomatische Störungen beruhen auf einer Kommunikationsschwäche zwischen dem psychisch-seelischen Anteil des Menschen und der physischen Funktion. Hier setzen wir als Heiler an, weil wir gelernt haben, die Fehlfunktionen zu orten und auszugleichen. Und das kann jeder Mensch lernen, weil wir alle eine Psychosomatik in uns haben.

Geistheilung – Alternative mit vielen Vorteilen

Ich betone noch einmal: Psychosomatik ist keine Krankheit, sondern ein lebenserhaltendes Prinzip – eine Notwendigkeit. Nur wenn es zu einer Kommunikationsstörung zwischen den beiden Ebenen kommt, stellt sich eine psychosomatische Erkrankung ein, die wir behandeln können.

Allerdings sind Sie in den meisten Fällen durchaus in der Lage, das selbst wieder auszusteuern. Nur wenn es zu viel wird und Sie mit den Belastungen überhaupt nicht mehr klarkommen, werden diese zum Ärgernis.

Und weil Ärger alles immer noch ärger macht, findet dann irgendwo eine Reaktion statt, die nicht mehr zu beherrschen ist. Wenn das geschieht, haben selbst Ärzte mit ihren etablierten Heilmethoden große Schwierigkeiten, die Krankheit zu heilen oder auch nur Heilungschancen in Aussicht zu stellen.

Ich arbeite mit mehreren Ärzten zusammen, und wir betreiben jetzt seit fünfundzwanzig Jahren Forschung zur Behandlung von Lebensmittelallergien. Schulmedizin und Naturheilkunde sind sich darin einig, dass gerade Lebensmittelallergien am schwierigsten in den Griff zu bekommen sind. Aus schulmedizinischer Sicht liegen die Chancen, von einer Lebensmittelallergie geheilt zu werden, bei durchschnittlich fünf Prozent, während einige Experten auf dem Gebiet der Außenseitermedizin sehr viel bessere Werte erzielen.

Etwa jeder *zehnte* Lebensmittelallergiker kann mit den Methoden der etablierten Heilformen geheilt oder zumindest so weit stabilisiert werden, dass er mit seiner Allergie leben kann. Nach vielen Untersuchungen und fünfundzwanzig Jahren praktischer Arbeit mit unserer Ausgleichmethode, mit der wir psychosomatische Erkrankungen über geistige Heilweisen aussteuerten, können wir einen Behandlungserfolg von *siebzig Prozent* verbuchen. Das macht schon einen großen Unterschied, denn allein, wenn wir hier das Kosten-Nutzen-Verhältnis betrachten, kommen Zahlen heraus, die ich mich fast gar nicht weiterzugeben traue. Für mich ist es unvorstellbar, warum das geistige Heilen bei Allergikern nicht mehr genutzt wird.

In der Schweiz, wo wir die Forschung betrieben, kostet eine Behandlung mit sämtlichen Analysen und allen Versuchen, einen Lebensmittelallergiker mit Medikamenten oder durch Ernährungsumstellung wieder gesund zu bekommen, ungefähr zehntausend Franken. Meistens wird die Behandlung frühzeitig abgebrochen, weil nur so wenige Klienten darauf ansprechen. Da nur maximal zehn Prozent – nehmen wir mal die höchste Zahl – wirklich davon profitieren, kostet *eine* Heilung ganze hunderttausend Franken.

Nehmen wir dagegen die Geistheilung. In der Schweiz, wo Ärzte öfter mit Heilern zusammenarbeiten, kostet eine Behandlung einschließlich aller Nebenkosten lediglich zweihundertfünfzig Franken. Da wir eine Heilchance von siebzig Prozent haben, können wir folglich davon ausgehen, dass eine Heilung rund vierhundert Franken kostet.

Glücklicherweise haben wir in Deutschland seit März 2004 ein Gesetz, wonach Geistheiler ein Beruf ist. Heute kann man auch bei uns als Geistheiler ein Gewerbe anmelden und eine Praxis eröffnen, ohne sich behördlichen oder medizinischen Prüfungen unterziehen zu müssen. Man muss lediglich ein polizeiliches Führungszeugnis erbringen.

Erfolge bei psychosomatischen Erkrankungen

Im Bereich der psychosomatischen Erkrankungen konnten wir noch weitere Erfolge verbuchen, zum Beispiel bei ernsten Problemen aus dem rheumatischen Formenkreis oder bei Asthma, Lungenerkrankungen und vielen Verdauungsstörungen, die aufgrund von Ärgernissen und innerer Zerrissenheit entstanden sind. Diese sprechen auf Geistheilung ebenso gut an wie Allergien und sind wesentlich kostengünstiger als andere Heilmethoden. Geistheilung ist also die billigste und schnellste Methode der biologischen Genesung und die Heilmethode mit den wenigsten Nebenwirkungen.

Die Schulmedizin hat Statistiken entwickelt, aus denen hervorgeht, dass ungefähr siebzig Prozent aller Klienten, die in die Arztpraxen kommen, unter psychosomatischen Erkrankungen leiden. Nur dreißig Prozent der Klienten kommen mit anderen Erkrankungen. Zu denen gehören angeborene Schwächen, Folgen von Verletzungen, Kontaminierungen, Ansteckung mit resistenten Keimen.

Wie kommen wir als Heiler diesen anderen Erkrankungen bei? Wir haben herausgefunden, dass auch in diesen schweren Fällen die meisten Störungen in dem Bereich entstehen, in dem Kommunikation stattfindet.

Kommunikationsstörungen zwischen den Chakren, zwischen Chakren und Meridianen und zwischen Meridianen und Nerven sind bei fast allen Erkrankungen der Mitverursacher oder erschweren eine Heilung.

Mediales Heilen

Was in der Psychosomatik die Kommunikation unseres psychisch-seelischen Anteils mit dem physischen Anteil, dem Körperbewusstsein, ist, das ist andererseits die Kommunikation unseres psychisch-seelischen Anteils mit dem Geistigen. Und da stehen wir vor einem Problem, denn Geist ist zwar der Träger und Erhalter des Lebens, aber noch niemand hat Geist gesehen. Ich würde an dieser Stelle gern eine schöne Abbildung einfügen, aber wie soll man den Geist darstellen?

Dabei ist Geist Leben.

Mit anderen Worten: Kein Mensch hat jemals das Leben selbst gesehen. Wir sehen immer nur den Ausdruck des Lebens in der physischen Welt.

Wenn wir nun eine Kommunikationsstörung beurteilen wollen, die nicht mehr nervlich bedingt ist, sondern in einem Bereich stattfindet, in dem wir nichts sehen können, in dem wir blind sind, in dem selbst unsere Gefühle weitgehend versagen, wenn wir also eine Störung in der Kommunikation zwischen Seele und Geist beurteilen wollen, dann ist das sehr schwer. Eine Kommunikationsstörung zwischen Seele und Geist ... Wie kann man die messen? Wie soll sie erfasst werden?

In unserer Schule der Geistheilung arbeiten auch Wissenschaftler als Heiler mit. Wir haben Heiler unter uns, die von der Ausbildung her Ärzte oder Psychologen sind oder die aus anderen Bereichen zu uns stießen, um das geistige Heilen zu erlernen. Sie alle haben dazu beigetragen, unser Wissen zu mehren.

Ich selbst habe acht Jahre lang in einem Seminarhaus – wir nannten es »Haus der Lebenshilfe« – mit Heilern zusammengearbeitet und sie bei ihrer Arbeit beobachtet. Ich habe miterlebt, mit welchen Gedanken und Empfindungen und mit welchen Methoden sie an die Kranken herangehen. Das interessierte mich hauptsächlich, weil ich wissen wollte, wie man Störungen in der Kommunikation zwischen Seele und Geist erfassen kann. Und ich erfuhr, dass man das, was sich auf dieser Ebene abspielt, nur medial erfassen kann. Mit unserem denkenden Bewusstsein kommen wir da nicht weiter.

Wir müssen unsere mentale Fähigkeit zur Erreichung außersinnlicher Wahrnehmung einsetzen. Und die haben wir! Eine Form der außersinnlichen Wahrnehmung, die uns allen zur Verfügung steht, ist die Fähigkeit, Dinge zu erahnen oder zu spüren. Dann sagen wir zum Beispiel: »Hier ist etwas. Ich kann es zwar nicht beschreiben, aber irgendetwas stimmt hier nicht.«

Auch Träume können eine Form der außersinnlichen Wahrnehmung sein. Wenn Sie Ihre Träume eine Zeitlang aufzeichnen und mit ihnen arbeiten würden, könnten Sie bestimmt erstaunt feststellen, dass Sie bestimmte Dinge im Traum vorausgesehen haben – zwar in Traumbildern und vielleicht nicht realistisch genau, möglicherweise auch irgendwie symbolisch verpackt, aber dennoch könnten Sie diese Traumbilder nutzen, um zu erfahren, in welche Richtung sich Ihr Leben bewegt.

Heben Sie Ihr Bewusstsein an

Diese außersinnliche oder mediale Wahrnehmung – Medialität heißt ja Vermittlung – ist äußerst wichtig, wenn Sie Ihr Bewusstsein anheben wollen. Deshalb empfehlen uns ja so viele spirituelle Lehrer zu meditieren, in die Stille zu gehen, in unsere eigene Mitte zu kommen. Wir sollen also möglichst auf einer außersinnlichen Ebene jene »Leere« erfassen, die mit dem Übersinnlichen, dem Geistigen verbunden ist, um dann vielleicht einen Draht »nach drüben« zu bekommen, einen Kontakt zu den jenseitigen Bedingungen.

Ideal wäre es, wenn Sie mit diesem geistigen Potenzial Freundschaft schließen könnten. Ich möchte sogar so sagen: Es wäre ideal, wenn Sie Freundschaft mit Gott schließen könnten, wenn Sie das göttliche Prinzip als Ihren großen Freund und Vater ansehen könnten, der Ihnen wirklich das Leben gibt.

In diesem Zusammenhang möchte ich Ihnen nicht vorenthalten, dass die Untersuchungen von Professor Motoyama Erstaunliches ergeben haben: Die Einpoligkeit, die aus dem Geist in die Chakren einfließt und dann in unserem seelischen Bewusstsein verarbeitet wird, so dass körperliche Steuerungen und Absichten daraus entstehen können, hat Dimensionen, die wir kaum erfassen können.

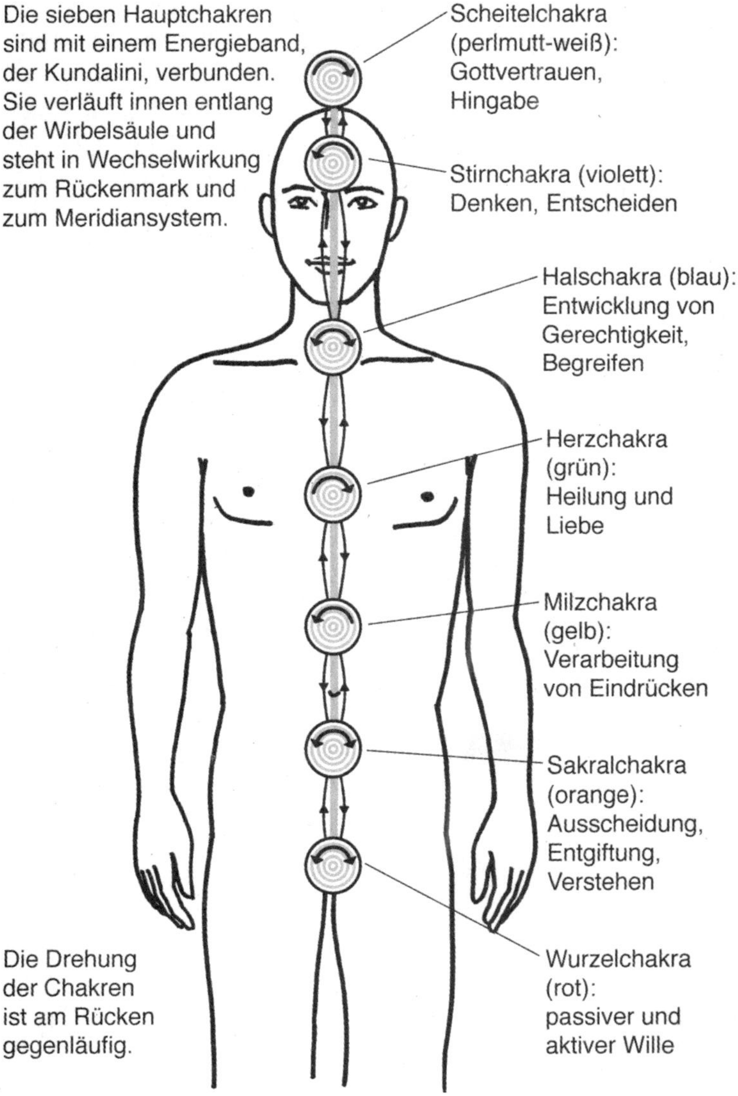

Chakrenansicht von vorne

Sie können in jeder Minute Ihres Lebens Billionen von Entscheidungen treffen

Wir haben sieben Hauptchakren, und in jedem Chakra pulsiert Energie. Sie strömt ein und zieht sich wieder zurück, und zwar nach ganz bestimmten Gesetzen, die in der Natur des Lebens verankert sind.

Dabei handelt es sich nicht nur um geistig-göttliche Gesetze, sondern auch um physikalische Gesetze.

Wie die Forscher um Professor Motoyama herausgefunden haben, fließt ständig informative Energie in die Chakren ein.* Das ist mehr an geistiger Information, als alle Rundfunk- und Fernsehsender der Welt zur gleichen Zeit an Informationen ausstrahlen. Dadurch wird es überhaupt erst möglich, dass Sie Billionen von Entscheidungen treffen können.

Die Chakren haben also eine enorme energetische Dichte und spielen deshalb eine so wichtige Rolle in der Geistheilung.

Ich glaube, dass letztlich jede Art von Geistheilung über Chakrenenergie abläuft, wenn auch auf unterschiedlichen Ebenen. Das biomagnetische Heilen durch Handauflegen spielt sich beispielsweise auf einer anderen Ebene ab. Hier handelt es sich noch nicht um reine Geistheilung, auch wenn man vielleicht den Geist in einer übertragenen Form nutzt.

Doch wenn wir als Heiler in die Chakrenenergie und in die ein- und ausstrudelnden Informationen hineingehen und mitwirken, dann sind wir direkt mit dem Wissen des ganzen Lebens verbunden.

---

* Wir möchten hier gerne auf das Buch *Die Chakren in Theorie und Praxis* von Hiroshi Motoyoma hinweisen, das im Arcturus Verlag erschienen ist. Es liegt auch als eBook vor. – *Der Verlag*

Energetische Schwäche

Untersuchungen, die wir nur bestätigen konnten, haben folgendes gezeigt: Wenn ein einziges Chakra in Ihrem Körper um fünfzig Prozent an Informationsenergie verliert, müssen Sie sich hinlegen. Dann sind Sie krank und fühlen sich so schwach, dass Sie sich nicht mehr auf den Beinen halten können. Eine energetische Schwäche zeigt sich nicht von einer Minute auf die andere, sie entwickelt sich. Sie sagen dann: »Ich kann nicht mehr. Jetzt brauche ich Ruhe.« Und wenn die Leistung in einem Chakra nur noch dreißig Prozent beträgt, dann sind sogar die ersten Krankheitsbilder vorhanden, die in Richtung Lebensbedrohlichkeit weisen.

Deshalb ist es für Heiler sehr wichtig, nicht nur die Psychosomatik zu analysieren, sondern auch die Chakren – oder sogar vor allem die Chakren. Die Analyse der Chakren bietet nämlich auch eine ziemlich einfache Möglichkeit, etwas über die Psychosomatik herauszufinden.

Durch Messen der Chakren lässt sich relativ leicht feststellen, ob die Kommunikation zwischen dem irdischen Willen und dem göttlichen Willen gestört ist oder nicht.

Das siebte Chakra – das Scheitelchakra – ist der göttliche Wille. Von hier kommen alle Informationen, die für die Heilung und Weiterbildung der Seele gebraucht werden. Ohne eine Anbindung an das Göttliche – das kollektive Bewusstsein – ist eine Weiterbildung des individuellen Bewusstseins nicht möglich. Im Scheitelchakra zeigen sich individuelle Schwächen des menschlichen Bewusstseins und bieten sich Hinweise auf die im jetzigen Leben zu absolvierenden Lern- und Erfahrungsprozesse. Über das Scheitelchakra kann also herausgefunden werden, in welchem Bereich eine Störung vorliegt.

Heilung ist Übertragung von Informationen

Häufig hat man es hier mit Krankheiten zu tun, die zwar nicht psychosomatisch, aber dennoch lebensbedrohlich sind. Dazu gehören sämtliche Immunschwächekrankheiten, wie zum Beispiel Krebs oder AIDS. Aber immer besteht die Möglichkeit, die Energiesysteme mit geistiger oder göttlicher Hilfe zu korrigieren und der Seele wieder festen Halt zu geben, damit sie die Informationen, die das Leben bereithält, verarbeiten kann. Dann kann auch Heilung stattfinden. Und wenn Heilung stattfindet, handelt es sich immer um eine Übertragung von Informationen.

Das heißt: Der Heiler kann aus sich selbst heraus nicht heilen. Vielmehr überträgt er aus dem Geistigen Informationen, die vom Empfangenden genutzt werden können. Er wird zum Kanal für eine Funktion, die er ganz bewusst in sich aufgreift und dann zur Übertragung nutzt.

Es gibt aber Heilmethoden, mit denen ein Heiler aus sich selbst Heilung übertragen kann, die Organsprache-Therapie. Wenn ich zum Beispiel selbst ein gesundes Herz in der Brust und einen Herzkranken vor mir habe, kann ich mit Hilfe der Organsprache-Therapie Kontakt zu seinem Herzen aufnehmen und es bitten: »Sag mal dem anderen Herzen, was es besser oder richtiger machen kann.« Und dann kann ich eine Heilung von Herz zu Herz übertragen. Das geht mit jedem Organ und auch mit ganzen Organgruppen, aber diese Methode muss erlernt werden, und es gehört viel Erfahrung dazu.

In der Organsprache-Therapie gehen wir sogar so weit, dass wir uns mit den kranken Organen eines Klienten unterhalten. Das bedeutet, in einem meditativen Zustand können psychosomatische Prozesse durch ein Wechselspiel zwischen Fragen und Antworten erkundet werden.

Die Organe sagen uns dann, woran es ihnen genau fehlt und was die beste Heilmethode ist.

Wenn wir über die Chakren behandeln, wird es schon etwas schwieriger, weil wir hier in Bereiche vorstoßen, die wir selbst noch nicht richtig beherrschen. Hier geht es nämlich um eine innere Entwicklung, die wir alle vorantreiben, indem wir vollkommener werden wollen. Es geht dabei nicht um unseren Intellekt, es geht um die Verbesserung des Körpers mit allen Funktionen, um Immunität, um Resistenz gegenüber äußeren Einflüssen. Die Chakren mit ihrer Qualität spiegeln unsere biologische Qualität wider oder, mit anderen Worten, die Erfahrung der Seele. Jede Krankheit und ganz besonders jede Krankheit, die auf eine Störung in der Kommunikation zwischen Seele und Geist zurückgeht, zeigt sich in den Chakren und ist ein Hilfeschrei der Seele. Sie sagt uns: Ich komme mit den Bedingungen nicht mehr klar! Ich weiß nicht mehr, wie ich den Körper erreichen kann! Ich verstehe das mit der Vollkommenheit nicht! Das sind dann meistens die Klienten, die sehr oft behandelt werden müssen, weil sie eigentlich vor der Aufgabe stehen, ihr Leben mit einer anderen Einstellung anzugehen und neue Glaubenssätze aufzubauen.

Nachdem ich nun viel über die Möglichkeiten gesprochen habe, den unterschiedlichen Kommunikationsstörungen in den Energiefeldern als Krankheits-Verursacher auf die Spur zu kommen, möchte ich nun etwas über die Heilungen sagen, die wir nicht erklären können, bei denen wir also nicht wissen, wie es geht, sondern nur, dass es geht.

Ich meine die sogenannten Wunderheilungen.

Die Zeit ist das eigentliche Wunder

Damit habe ich mich viel und lange befasst, weil ich ja zahlreiche Heiler dabei beobachtet habe, wie sie solche Wunder vollbrachten.

Ich nenne mal ein ganz einfaches Wunder: Materialisieren und Entmaterialisieren. Entmaterialisieren bedeutet, etwas dort wegzunehmen, wo es zu viel ist. Materialisieren bedeutet, etwas Körpermasse dort hinzubringen, wo Degeneration am Werk war.

Ich habe mich lange gefragt, wie man Wunderheilungen wohl erreichen kann. Dabei kam ich zu der Erkenntnis, dass es das, was wir unter Wunderheilung verstehen, gar nicht gibt und dass alles nach ganz bestimmten Gesetzmäßigkeiten abläuft, nur eben blitzschnell. Das heißt: die *Zeit* ist das eigentliche Wunder. Heilungen finden in extrem verkürzter Zeit statt.

Auch als man die Wunder von Lourdes untersuchte, hat man herausgefunden, dass das wahre Wunder nicht etwa der Heilungsprozess selbst war – den konnte man durchaus biologisch erklären –, sondern die Geschwindigkeit, mit der er ablief. Die Heilung ging in der Geschwindigkeit weit über alles hinaus, wozu das biologische System in der Lage ist.

Doch wenn es diese Beschleunigung gibt, müsste sie ja auch vom Bewusstsein des Menschen erzeugt werden können.

Dass Zeit relativ ist, können wir leicht nachvollziehen, wenn wir unsere ganz alltägliche Wahrnehmung betrachten. Haben Sie nicht auch manchmal das Gefühl, dass die Zeit überhaupt nicht vergeht, und dann wieder vergeht sie wie im Flug? Als ich über dieses Phänomen nachdachte, stieß ich auf Erklärungsmöglichkeiten. Und als ich dann bei meinen geistigen Lehrern nachfragte, bekam ich weitere Hinweise. Die Zeit ist in der physischen Welt ein fester Bestandteil, doch der Leben spendende Geist unterliegt nicht den physischen Gegebenheiten, er erschafft sie, auch die Zeit. Wir experimentierten, und siehe da – es gelang!

Erfahrene Geistheiler, die mit der dem Leben zugrundeliegenden Information Verbindung aufnehmen, können tatsächlich Zeitveränderungen bewirken. Wenn jemand zum Beispiel mit einem verstauchten Bein zu mir kommt, lege ich die Hand auf die verletzte Stelle und mache eine Zeitreise.

Ich will mal versuchen, es möglichst einfach zu erklären. In Wirklichkeit läuft es ein bisschen anders ab, aber das ist sehr schwierig zu beschreiben und setzt eine völlig andere Art, das Leben zu betrachten, voraus.

Also einfach erklärt:

Ich nehme das kranke Bein und trage es geistig in die Zukunft, und zwar etwa drei oder vier Monate weiter, in eine Zeit, in der jede Verstauchung oder Bänderzerrung ausgeheilt ist. Dann bringe ich das geheilte Bein wieder zurück in die Gegenwart, und das Bein ist gesund. Das ist eine Spontanheilung.

Und sie funktioniert – allerdings nur unter der Voraussetzung, dass Sie im Heilvorgang ein anderes Bewusstsein haben als im Moment.

Das Erstaunliche ist, dass wir auch Zeitreisen in die Vergangenheit machen und dort Heilungen bewirken können. Mit anderen Worten: Wenn bestimmte Voraussetzungen erfüllt sind, haben wir die Möglichkeit, in die Vergangenheit zu gehen und dort mit dem entsprechenden Bewusstsein und mit unseren geistigen Helfern etwas zu korrigieren. Und anschließend holen wir das Korrigierte in die Gegenwart.

Ich will das einmal an einem Beispiel erläutern, das ich in meinem Buch *Geheimnis Lebenskalender* ausführlich dargelegt habe. Als wir in einem Seminar mit der Zeitreisetechnik arbeiteten, sagte eine Teilnehmerin: »Ich habe vor sieben Jahren einen Unfall gehabt und habe seitdem kein Gefühl mehr in meinem Daumen. Bei einem Sturz bin ich damals in eine Glasscherbe gefallen und habe mir den ganzen Handballen aufgeschnitten, bis zum Knochen hinunter. Das wurde alles genäht, und ich kann den Daumen wieder voll bewegen, aber ich habe kein Gefühl mehr darin. Deshalb entgleiten mir auch öfter Tassen und Gläser.«

Medial empfangene Durchsagen zeigten mir in diesem Fall den Weg zur Heilung: Sie musste aus der Vergangenheit kommen. Wir haben also die Umstände der damaligen Operation verändert, indem ich mit einem Spezialisten – einem Arzt aus dem Jenseits – in die Vergangenheit gegangen bin, und der hat dann geholfen, die Nerven, die durch den Schnitt zertrennt worden waren, wieder zusammenzubringen.

Nach der Reise – sie dauerte zehn Minuten – hatte die Frau wieder Gefühl in ihrem Daumen.

Solche Wunderheilungen kommen natürlich seltener vor als beispielsweise Heilungen durch Handauflegen, Gebete oder Chakren-Behandlung, aber es gibt sie immer wieder. Spontanheilungen hingegen unterliegen anderen Gesetzmäßigkeiten, die wir noch nicht kennen, wir können sie nur bewundern.

Wenn ich in einer Arztpraxis den ganzen Tag therapiere und fünfzehn bis zwanzig Klienten habe, ist mindestens *ein* solches Wunder dabei. Sie werden von der geistigen Welt zugelassen, denn nicht jeder Mensch wird und darf geheilt werden.

Es gibt immer wieder Klienten, die auf keine Form von Therapie und auf keinen Heilungsversuch reagieren – und alle Therapeuten wissen das.

Jede Krankheit ist mit geistigen Kräften heilbar

Natürlich habe ich mich auch gefragt, warum das so ist, und in diesem Bereich intensive Forschungen betrieben. Wir haben sogar ein spezielles Seminar für Heiler entwickelt, wo wir uns nur damit beschäftigen, wie wir diese Therapieresistenten ansprechbar machen und vielleicht doch den einen oder anderen aus dem Bereich des Unheilbaren herausholen können.

In England, wo es den Beruf des Heilers ja schon seit siebzig Jahren gibt, haben Heiler einmal in einer Veröffentlichung, in der sie ihre Heilkraft und ihre Heilmethoden bewerteten, geschrieben: »*Jede Krankheit ist mit geistigen Kräften heilbar!*« Diese Aussage beruht auf der Erfahrung, dass es ihnen allen gelungen ist, jede Krankheit irgendwann einmal zu heilen.

Jede Krankheit ist mit geistigen Kräften heilbar! Das stimmt, aber auf der anderen Seite gibt es sehr viele »unheilvolle« Menschen, die auf Geistheilung nicht ansprechen oder nicht ansprechen dürfen. Ob das, was die Heilung verhindert, nun Karma ist oder etwas anderes, möchte ich hier gar nicht diskutieren. Es gibt scheinbar Gesetzmäßigkeiten, die wir bisher noch nicht ergründen konnten, und dahinter steckt sicher ein Sinn.

Gesundheit ist wie Glück, den einen ist sie nützlich, aber was ist mit den anderen?

Bei der Geistheilung hat also jeder Mensch mit jeder Krankheit eine Chance. Man muss es nur versuchen.

Und viele Statistiken haben ergeben, dass bei manchen Erkrankungen bis zu zehn Behandlungen erforderlich sind. Grundsätzlich sagt man zwar, wenn sich nach der vierten Behandlung nichts tut, kann man aufhören, dann spricht der Mensch nicht auf Geistheilung an. Das ist eigentlich auch meine Meinung. Andererseits liegt unsere Erfolgsquote bei vielen Erkrankungen weit über dem Durchschnitt dessen, was andere Therapierichtungen bewirken. Und das Erstaunlichste und Schönste dabei ist, dass die Geistheilung mit jeder anderen Heilmethode kombiniert werden kann.

Wir können also mit der Schulmedizin zusammenarbeiten, wir können mit der Psychotherapie zusammenarbeiten, wir können in allen Bereichen der Naturheilkunde mithelfen.

Das Ganze funktioniert nur dann schlecht, wenn jemand zum Beispiel Krebs hat und mit Chemotherapie oder Bestrahlungen bearbeitet wird: Gegen diese destruktive Kraft kommen wir nicht an. Da können wir dann nur unterstützend dazu beitragen, dass der Klient überhaupt überlebt. Aber ansonsten ist Geistheilung immer kombinierbar.

Kann ich Heiler werden?

Wir haben auch Wege gefunden, den Laien, der gern helfen oder heilen möchte, in diese geistige Heilweise hineinwachsen zu lassen, wobei das mediale Heilen die höchste Form des Heilens ist.

Medialität kann man zwar auch erlernen, aber das dauert lange – nach meiner Einschätzung so zwischen sechs Jahren und fünf Leben. Wenn man die wirklich guten Medien in ihre Vorleben zurückführt, stellt sich meist heraus, dass sie alle schon in früheren Leben ein Medium im Erschaffungszustand waren oder dass sie die ersten Gehversuche in Richtung Medialität schon in ihrem letzten oder vorletzten Leben gemacht haben. Man kann in die Medialität nur hineinwachsen.

So ist es auch bei allen anderen geistigen oder bioenergetischen Behandlungsmethoden. Man kann sie sich nicht einfach abschauen oder kurz mal einen entsprechenden Kurs belegen, um sie zu erlernen. Vielmehr wächst man hinein – jeder auf seine Art und Weise – und erfährt eigentlich erst am Klienten, worum es überhaupt geht. Es ist ein Erfahrungsheilen, und es braucht seine Zeit. Damit es dennoch möglichst schnell geht, haben wir in unserem Unterricht Methoden entwickelt, eine rasche und sichere Diagnose zu stellen.

Aufgrund von Berichten anderer Schulen, die es weltweit gibt, glaube ich sagen zu dürfen, dass wir mit unserem Ansatz einzigartig sind. Wir setzen voraus: *Jede Krankheit muss einen Verursacher haben, sonst gäbe es sie nicht.* Wir alle sind auf Vollkommenheit ausgerichtete Lebewesen, und wenn sich eine Unvollkommenheit irgendwo als Krankheit zum Ausdruck bringt, muss sie auch einen Verursacher haben – irgendwo. Und Heilung kann nur entstehen, wenn dieser Verursacher weggenommen wird.

Das beginnt bei uns schon mit der Fragestellung. Da kommt der Klient zum Therapeuten oder auch zum Heiler und fragt: »Was muss ich machen, damit ich meine Allergien loswerde?« Er stellt eine völlig falsche Frage und bekommt dann natürlich auch eine falsche Antwort.

Um die richtige Antwort zu bekommen, müsste er nämlich fragen: *»Was muss ich lassen, damit mir das nie wieder passiert, was sich jetzt als mein Problem darstellt?«* Dann würde er erfahren, wo er falsch gedacht und gehandelt hat oder wo er irgendwelche Motive durchs Leben getragen hat, die nicht zur Erhaltung seines Körpers beitrugen.

Krankheit entsteht immer durch einen Verursacher, durch ein Tun, durch etwas Falsches, durch falsche Absichten, falsche Gedanken, falsche Glaubenssätze, und all das beruht auf Unwissenheit.

Wir müssen also fragen: Was muss ich lassen und was muss ich anders machen, damit mir das nie wieder passiert? Und selbst wenn die Krankheit schon ausgebrochen ist, kommt es immer dann zu den erstaunlichsten Heilerfolgen, wenn jemand erfährt, dass dies oder jenes die Hintergründe seiner Krankheit sind. Wenn der Klient die Kraft dazu hat, kann er den Verursacher daraufhin abstellen, und schon spricht er auf die Heilanwendung an.

Es gibt aber leider auch kranke oder leidende Menschen, die scheinbar keine Kraft haben. Das gilt zum Beispiel für den gesamten Komplex der Süchte. Da kommt man mit dem Willen nicht mehr weiter, und trotzdem haben wir in unserer Schule Mittel und Wege gefunden, auch Süchte zu behandeln. Nehmen wir die Raucherentwöhnung als Beispiel. Nach einer Behandlung von nur fünfzehn Minuten – bei mir jedenfalls – rauchen achtzig Prozent der Behandelten nie wieder. Sie können gar nicht mehr rauchen, denn sie haben das Verlangen danach verloren.

Für den, der heilen will, stellt sich also zunächst die Frage: Was muss ich unternehmen, um dem anderen zu helfen? Was muss ich tun, damit der andere mitmacht und mich versteht? Wenn der Klient nämlich nicht mitmacht, können wir ihm auch nicht helfen. Wir können ihm nur Informationen zur Selbstregulation, zur Selbstheilung übertragen, aber wenn er selbst nichts unternimmt und seine Einstellung nicht ändert, geschieht nichts.

Um angehende Heiler von Anfang an in diese Bereiche einzuführen, haben wir einen Fragenkatalog entwickelt, den wir mit dem Klienten durchgehen. Wir checken den Menschen also praktisch durch.

Das ist natürlich nur dann erforderlich, wenn beim Heiler keine außersinnliche Wahrnehmung oder Medialität vorhanden ist, denn der mediale Heiler sieht sofort, worum es geht, und braucht keine Checkliste. Aber uns geht es eben auch um die Heiler, die helfen wollen und (noch) kein Medium sind, also bisher keine Fähigkeit zur außersinnlichen Wahrnehmung haben. Auch für diese Heiler haben wir hilfreiche Methoden entwickelt, die zum Erfolg führen.

Die vier Fragen

In den meisten Büchern über Naturheilkunde steht, dass fünfzig Prozent aller Erkrankungen ernährungsbedingt sind. Dazu gehören natürlich auch sämtliche Allergien und Unverträglichkeiten. Deshalb lautet unsere erste Frage: *»Ernährst du dich richtig?«* Dann testen wir, ob die Ernährung des Klienten, so wie er sie uns angibt, die richtige für seinen Typ ist. Die richtige für seinen Typ – das ist wichtig, denn jeder Mensch ist einmalig, auch bezüglich seiner Nahrungsverträglichkeit.

Die zweite Frage lautet: *»Bettest du dich richtig?«* Elektrosmog und Erdstrahlen sind beträchtliche Krankheitserzeuger, oder zumindest sind sie in der Lage, die Genesung eines Menschen, der bereits krank ist, zu verhindern. Deshalb müssen wir auch fragen: »Bettest du dich richtig?« Diese Frage will allerdings noch auf weit mehr hinaus, als die Worte vermuten lassen.

Es geht hier nicht nur um Bettmaterialien, Elektrosmog oder Erdstrahlen, sondern auch darum, dass man in die gesamte Struktur seines Lebens eingebettet ist. Das kann die Wohnung sein, deren Farben und Formen nicht zu dem Menschen passen. Es kann sein, dass die Wohngegend, die Straße, das Haus nicht das Richtige für ihn ist oder sogar die ganze Kultur, in der er sich bewegt. Wir müssen uns dort wohl fühlen, wo wir sind.

Wir müssen eingebettet sein in unsere Umgebung. Das ist manchmal recht schwierig, und wir hatten schon Heilerfolge, als wir nur herausfanden, dass der Mensch sich in seiner Umgebung nicht mehr wohl fühlte, weil er Heimweh hatte. Er wollte wieder dorthin, wo er hergekommen war.

Die dritte Frage, die wir stellen, lautet: *»Hast du Probleme mit anderen Menschen? Hast du Probleme mit deinen Angehörigen?«* Wir alle wissen, dass uns andere Menschen belasten können. Ich will nicht weiter auf die einzelnen Systeme eingehen, in denen wir uns befinden, das geht sogar bis zu den Ahnen zurück. Das, was Bert Hellinger beschreibt, kennen wir aus der Geistheilung schon lange. Die Ahnen sollten schließlich schon immer geehrt werden, und in manchen Kulturen wird die Ahnenverehrung sehr intensiv betrieben.

»Hast du Probleme mit anderen Menschen?« Um schnell herauszubekommen, ob das der Fall ist, haben wir ein durch eine Durchsage konstruiertes Bild entwickelt: den gelben Engel. Dieses Engelemblem braucht man nur an das Herzchakra zu halten, und schon zeigen sich Veränderungen im bioenergetischen Feld, wenn der betreffende Mensch Probleme mit anderen Menschen hat.

Da brauchen wir gar nicht lange zu diskutieren. Wir können sogar herausfinden, auf welche Person der Betreffende besonders heftig reagiert, indem wir bioenergetische Veränderungen im Allergie- und Nervenmeridian messen, während er an eine bestimmte Person denkt.

Wir erfahren also in kürzester Zeit einiges über die Hintergründe dieses Problems.

Und dann haben wir noch eine vierte Frage, die ganz harmlos klingt, aber oft die schwierigsten Fälle betrifft: *»Hast du Probleme mit der Schöpfung? Hast du Probleme mit Gott?«* Damit meine ich nicht einmal die Religion, denn wenn uns die Religion nicht schmeckt, dann hat das weniger mit Gott zu tun als mit seinem Bodenpersonal, das sich anmaßt, Gott zu vertreten, mit der Lehre also. Und wie sagt man doch so schön? »Die Kirchenlehren leeren die Kirchen.« Der Mensch will etwas anderes. Er ist aufgeschlossener geworden, als er es in Zeiten war, in denen viele dieser Lehren entstanden, und weil die Lehren nicht an die heutigen Bedürfnisse angepasst werden, haben viele Menschen den Halt verloren und suchen nun in allen möglichen Bereichen nach Erfüllung.

Jeder muss für sich ganz persönlich herausfinden, ob ihm der Gottesbezug fehlt oder ob etwas anderes dazu führte, dass er den Bezug zur Schöpfung verloren hat. Vielleicht liegt es ja auch nur daran, dass er sich jeden Morgen vor den Spiegel stellt und sagt: »Äh, wie siehst du denn aus? Du bist vielleicht blöd!« Dass er sich also über sein Aussehen ärgert und seinen Körper nicht liebt. So etwas greift tief.

Probleme mit der Schöpfung können aber auch daher kommen, dass sich der betreffende Mensch ständig über die Natur ärgert, zum Beispiel darüber, dass es Sturm und Überschwemmungen gibt. Wenn wir uns über Naturkatastrophen ärgern, die meist von Menschenhand gemacht sind, und all das einem unvollkommenen Gott zur Last legen, so nach dem Motto: *Warum lässt Gott diese Katastrophen zu?*, dann haben wir die Schöpfung nicht richtig verstanden.

Diagnostische Grundfragen

1. *Ernährst du dich richtig?*
2. *Bettest du dich richtig?*
3. *Hast du Probleme mit anderen Menschen?*
4. *Hast du Probleme mit der Schöpfung?*

In diesem Zusammenhang haben wir auch herausgefunden, dass Erkrankungen, die im Bereich des Glaubens liegen, des Glaubens an die Schöpfung, an sich selbst oder an Gott in irgendeiner Form, oft besonders schwerwiegend sind. Wie ich schon sagte, spielt die Religion dabei eigentlich keine Rolle. Die Hauptsache ist, dass der Mensch seinen *Glauben* hat, und zwar im Sinne einer Rückbindung. Das Wort Religion kommt schließlich vom Lateinischen *religio* = Rückbindung. Und wenn der Mensch diesen Glauben, diese Rückbindung hat, kann er viele Krankheiten von vornherein ausschließen, nämlich all die, die angeblich keinen Verursacher haben.

Dazu gehören zum Beispiel hormonelle Störungen, der Zusammenbruch von Enzymen oder Störungen, die darauf zurückzuführen sind, dass die Selbstheilungskräfte, die Körperbildekräfte nicht mehr funktionieren und der Körper in irgendeiner Form aus dem Ruder läuft.

Was auch beurteilt werden sollte

Sind diese vier Fragen geklärt, müssen wir noch weitere Dinge in Erwägung ziehen, denn das Körperbewusstsein, das seelische Bewusstsein und die Beziehung zum Geistigen können noch zahlreiche Probleme bringen.

Wenn zum Beispiel jemand fest davon überzeugt ist, dass mit dem Tod alles aus ist, ist er ein ganz schwieriger Klient. »Wenn ich sterbe, ist alles aus.« Wer so etwas sagt, hat grundsätzlich Angst – Angst vor dem Tod, aber auch vor dem Leben. Im Gegensatz dazu hat ein Mensch, der fest davon überzeugt ist, dass er wiederkommt und vielleicht Unerledigtes im nächsten Leben nachholen kann, Freude am Leben und am

Lernen und bleibt kreativ, vielleicht auch, weil er erkennt: Die Fehler, die ich in diesem Leben gemacht habe, die habe ich schon in früheren Leben gemacht, also muss ich noch einmal ran. Er betrachtet das als Chance, sich zu vervollkommnen. Er will aus seinen Fehlern lernen.

Wenn ein Mensch keine Kreativität mehr besitzt, wenn er nicht mehr neugierig ist und auch keine Lust mehr hat, etwas zu lernen, steht er auf verlorenem Posten und entwickelt Degenerationskrankheiten. Die Seele möchte am liebsten weggehen, ist aber an den Körper und damit an gewisse Gesetzmäßigkeiten gebunden. Sie kann und darf folglich nicht so handeln, wie sie gern möchte – und daraus entsteht dann Schwäche.

Das sind alles Bereiche, die wir mitbeurteilen sollten, wenn es darum geht, die Hintergründe einer Krankheit aufzudecken. Wenn wir diesen Hintergrund dann gefunden haben, geht es meistens nur noch darum, die geistigen Helfer zu bitten, die richtige Information, die richtige Energie zu schicken, um dem Kranken zu helfen.

Ich hatte vorhin schon gesagt, dass wir mit unserem Bewusstsein in der Lage sind, selbst die Zeit in das Heilen einzubinden – also etwas *zeitlos* zu machen. Wir verkürzen einfach die Zeit, um in die Spontaneität zu kommen. Zeitreise habe ich das genannt.

Die schönsten Aha-Erlebnisse haben unsere Schüler, wenn sie die erste Zeitreiseheilung hinter sich gebracht haben und merken, dass sie Herr über Raum und Zeit sind.

Auch wenn wir nicht wissen, wie eine Zeitreise genau funktioniert, sie funktioniert – wenn man die Methode einsetzt, die wir gefunden haben.

Umgang mit traumatischen Erlebnissen

In der Psychologie wird viel von traumatischen Erlebnissen gesprochen: Geburtstrauma, Kindheitstrauma und Schockerlebnissen, die das Leben belasten oder zumindest so sehr einschränken, dass daraus sogar psychische Erkrankungen entstehen können oder Hilflosigkeit oder Angst, die verhindert, dass der Mensch noch einmal einen solchen Schritt tut, weil er damals so furchtbar versagt zu haben glaubt.

In diese Kategorie gehören auch unbewusste Erfahrungen wie etwa bei einer Operation, wo die Seele zwar alles mitbekommt, den narkotisierten Körper aber nicht mehr erreichen kann. All das sind Schockerlebnisse, die dazu beitragen können, dass Krankheiten ausbrechen, oder die den Körper erst in eine Dimension führen, in der aus dem, was vorher vielleicht nur eine kleine Unpässlichkeit war, jetzt eine ernstzunehmende Erkrankung entsteht. Traumatische Erlebnisse, unerlöste Konflikte, sind Dramen des Lebens, die uns bewusst sind. Schwerer zu erkennen sind selbstauferlegte Eide und Gelübde, die durchaus in der Lage sind, unsere Vitalität einzuschränken.

Es ist äußerst schwer, an diese Krankheiten heranzukommen. Nur mit Gebeten, mit Handauflegen oder Helfern aus dem Jenseits ist hier nicht viel zu machen, denn diese Krankheiten sind ja tief im Bewusstsein der Seele verankert. Über die Kommunikation mit meinen Helfern habe ich schließlich Wege gefunden, auch diese traumatischen Erlebnisse heilerisch anzugehen. Doch bis es soweit war, mussten wir erst einmal herausfinden, wo die Krankheiten überhaupt verankert sind und wo das traumatische Erlebnis jeweils sitzt.

Bestimmte Organe speichern bestimmte Erlebnisse. Beispielsweise wird alles, was mit Ärger, Wut und Auseinandersetzung zu tun hat, in der Leber gespeichert. Die Leber reagiert speziell auf solche Ereignisse, und wenn der Ärger immer wieder kommt, wird sie krank. Wir wissen auch, dass zum Beispiel die Nieren ganz sensibel auf gefühlsmäßige Verletzungen ansprechen. Wenn unsere Gefühle also öfter verletzt werden, werden wir nierenkrank.

So reagiert jedes Organ auf ganz spezifische Reize. Das ist schon seit langem bekannt, und wir haben auch entsprechende Behandlungsmethoden entwickelt, die hier eingesetzt werden können – nicht nur die Organsprache-Therapie, sondern auch die Heilung über die Meridiane.

Damit haben wir die Traumata aber noch nicht gefunden. Sie sitzen nämlich in keinem Organ, noch nicht einmal im Herzen oder im Gehirn. Es dauerte Jahre, bis es mir endlich gelang, das Geheimnis um den Ort zu lüften, an dem die Traumata gespeichert sind.

Der Lebenskalender

Unser physischer Körper ist von einem feinstofflichen Körper umgeben, der in verschiedenen Dimensionen wirkt. Im feinstofflichen Bereich um den Kopf gibt es eine Region, in der alle traumatischen Erlebnisse gespeichert werden, genauer gesagt handelt es sich um ein energetisches Band am Hinterkopf. Ich nenne dieses Energieband Lebenskalender. Dort finden wir – nach Lebensjahren geordnet – traumatische Erlebnisse, die sich als energetische Turbulenzen bemerkbar machen und Unordnung in das Chakrensystem bringen. Weil man diese Unordnung aufspüren kann, besteht auch die Möglichkeit, die im Leben verankerten unerlösten Konflikte oder Schockerlebnisse aufzudecken und mit geistiger Hilfe zu entfernen. Das ist etwas ganz Erstaunliches.

Ein Beispiel: Jemand kommt mit Herzbeschwerden zu uns. Wir finden heraus, dass es ein Schockerlebnis gab.

Irgendein Ereignis in der Partnerschaft, in der Familie oder im sozialen Umfeld hat dem Klienten einen solchen Schock versetzt, dass ihm das Herz brach – im wahrsten Sinne des Wortes, buchstäblich.

Und der so entstandene Konflikt wurde weder durch Handlungen noch durch neue Partnerschaften und Beziehungen aufgehoben. Er blieb also unerlöst und schwelt nach wie vor tief im Unbewussten.

Da können wir mit Handauflegen oder Psychoanalyse wenig bis gar nichts ausrichten, denn dieser Konflikt hat bewirkt, dass die Seele traumatisiert oder verärgert ist. Wenn es uns aber nun gelingt, die Turbulenzen im seelischen Bewusstsein aufzulösen, sind die Herzbeschwerden weg.

Wir hatten schon Fälle, in denen rheumatische Erkrankungen innerhalb von zehn Minuten einfach verschwanden und wo sich ein Krebs auf mysteriöse Weise auflöste, weil keine Bedeutung mehr dahinter war.

Wenn jemand also noch traumatische Erlebnisse im Lebenskalender gespeichert hat, an die er vielleicht nicht herankommt und die er nicht aufzulösen vermag:

Diese Methode kann Erstaunliches bewirken.

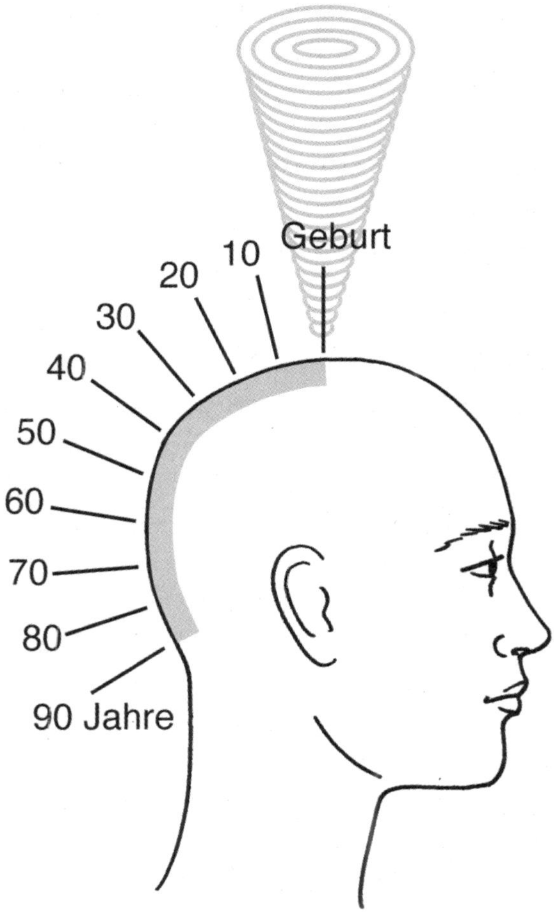

Der »Lebenskalender« – ein Energieband,
das traumatische Erlebnisse speichert

Was Sie als angehender Heiler mitbringen sollten

Nachdem Sie nun so viel über unsere Methoden erfahren haben, werden Sie sich bestimmt fragen:

> *Was sollte ich als Laie mitbringen, wenn ich mich mit Geistheilung auseinandersetzen und sie erlernen will? Welche Voraussetzungen muss ich erfüllen, und unter welchen Bedingungen kann ich mit der Ausbildung beginnen?*

Zunächst sollten Sie wissen, dass es sehr unterschiedliche Methoden der Geistheilung gibt.

Die vier am meisten verbreiteten sind:

1. *Der Heiler betet für den Kranken. Das nennt man auch Fürbitte. Oder der Heiler verschmilzt mit dem Wesen des Kranken, visualisiert die gestörte Funktion und imaginiert die Vollkommenheit. Das ist das mentale Heilen, Heilen mit Gedankenkraft.*
2. *Der Heiler überträgt Energie, zum Beispiel durch Handauflegen oder Meridianbehandlung. Das ist Heilen durch Energieübertragung.*
3. *Der Heiler verschmilzt mit dem Klienten. Er fühlt sich in das Wesen des Kranken ein, verbindet sich mit seiner geistigen Führung, nimmt eine passive Haltung ein und bittet seinen Geistführer, einen Engel oder einen Arzt aus dem Jenseits, die Heilung durchzuführen. Damit wird der Heiler zum Kanal. Das kann in der Tiefenentspannung geschehen, im Tagesbewusstsein, wenn man genügend Erfahrung hat, oder in Trance. Das nennt man mediales Heilen.*

4. *Der Heiler hat mit Hilfe verschiedener Methoden den Verursacher einer Erkrankung gefunden, zum Beispiel ein Ernährungsproblem, und bittet nun den Kranken, sich in diesem Bereich zu verändern. Während er ihn mit Energieübertragung unterstützt, beobachtet er, was im Gespräch und während der Behandlung mit dem Klienten geschieht. Es gibt auch noch Methoden dazwischen, aber sie basieren alle auf diesen vier Grundmethoden.*

Wenn Sie das Heilen erlernen und ein Heiler werden möchten, müssen Sie wahres Mitgefühl für Kranke und Leidende mitbringen. Damit meine ich nicht Mitleid, sondern seelische Anteilnahme, Sympathie und Liebe. Außerdem sollten Sie jeden Kranken als vollkommenen Ausdruck des göttlichen Plans ansehen. Seine Krankheit ist nur eine winzig kleine Störung in seinem Gesamtbewusstsein!

Weiterhin müssen Sie, wenn Sie sich als Heiler entfalten, lernen wollen und davon überzeugt sein, dass der geistigen Kraft und dem göttlichen Willen *alles* möglich ist. Sobald Sie denken: Na ja, vielleicht kann ich ja ein *bisschen* helfen, werden Sie auch immer nur ein *bisschen* helfen können, denn das entspricht ja Ihrer Überzeugung.

Brauchen Sie einen Lehrer?

Ob Sie das geistige Heilen mit oder ohne Lehrer erlernen, spielt im Grunde keine Rolle. Wenn Sie einen Lehrer haben, geht es allerdings schneller – viel schneller, denn Sie bekommen sehr viele Tipps aus dem Erfahrungsschatz eines Menschen, der diesen Weg bereits gegangen ist.

Denken Sie immer daran: Heilen ist ein ganz natürlicher Vorgang, den Sie von Geburt an einsetzen, um Ihren Körper zu erhalten. Sie heilen sich unablässig selbst. Das funktioniert ganz ohne Ihr Zutun, ohne dass es Ihnen jemand gesagt hat. Dieses Wissen bringen Sie mit. Was Sie noch lernen müssen, ist das eigene Können auf andere zu übertragen.

Das ist scheinbar ganz einfach, aber wie kommen Sie an Ihr eigenes Wissen und Können heran?

Der innere Heiler

Sie müssen Zugang zu Ihrem Unbewussten finden, zu Ihrem inneren Heiler. Ihre Seele arbeitet äußerst präzise und wirkungsvoll, und das über Jahre hinweg ohne Pause. Fühlen Sie in sich hinein. Versuchen Sie diesen Pulsschlag der Vollkommenheit in sich zu finden.

Glauben Sie mir, Ihre Seele und Ihr Geist übernehmen und verwalten ein Wunderwerk der Schöpfung – Ihren Körper. Lieben Sie diesen Körper von ganzem Herzen und danken Sie ihm, denn er steht immer für Sie bereit, damit Sie sein können, was Sie sind, wie Sie sind und wo Sie sind. Lieben sie ihn und nehmen Sie ihn an – Ihren Körper. Es gibt keinen anderen Weg zu einem erfüllten Leben.

Gehen Sie dann noch einen Schritt weiter und erkennen Sie, dass man Ihnen diesen Körper zur Verfügung gestellt hat und dass Sie ihn beseelt haben. Erkennen Sie auch, dass Ihr Intellekt nicht das Leben ist, sondern nur eine Facette des Ganzen. Er mag zwar immer der Größte sein wollen, der Intellekt – aber das ist er nicht. Ihr wahres Selbst, Ihre Seele ist groß und mächtig und auf Vollkommenheit ausgerichtet, nicht das Denken.

Ihr denkendes Bewusstsein ist sehr begrenzt. Es ist nur ein sehr kleiner Teil des Ganzen.

Und bedenken Sie auch: Nur das Vollkommene in Ihnen selbst kann jene Vollkommenheit vermitteln, die wir für die Heilung brauchen. Wenn Sie sich für unvollkommen, klein und krank halten, haben Sie keine Chance, anderen Menschen zu helfen.

Wenn Sie diesen Weg gehen wollen, können Sie zum Beispiel damit beginnen, die Kurse zu besuchen, die wir in unserer Schule anbieten. Es sind immer auch Selbstregulierungskurse. In unserem Kurs »Die Heilkraft liegt in dir« lernen Sie beispielsweise, diese Kraft in sich zu erkennen und zu übertragen. Sie werden erfahren, wie diese Übertragung möglich ist – bewusst, unbewusst und überbewusst.

Glauben Sie an Ihre Größe

Zum Schluss möchte ich Ihnen noch einmal eindringlich sagen: Glauben Sie an Ihre Größe. Glauben Sie an die göttliche Kraft, die Sie in sich haben. Glauben Sie an Ihr Bewusstsein, das Ihren Körper erhält.

Nur Sie selbst vollbringen all diese Wunder. Niemand kann Sie heilen, wenn Ihr Unbewusstes, Ihre Seele es nicht zulässt. Niemand kann Ihnen Heilung bringen, nur Information zur Selbstheilung. Heilung herbeiführen können Sie nur selbst mit ihrem Unbewussten. Die Fähigkeit dazu haben Sie mit Ihrer Seele über viele Leben erworben.

Hören Sie auf Ihre innere Stimme. Empfinden Sie sie, schalten Sie auf Empfang. Und bedanken Sie sich, wann immer Sie eine Information bekommen haben, die zur Heilung führt, eine Information, die Sie nicht über die Ohren wahrnehmen können, aber über das Gefühl. Sie wird ihre Wirkung entfalten. Diese Informationen kommen grundsätzlich still und leise.

Und wenn Sie Ihr Denken ein bisschen zurücknehmen, Ihren Intellekt, der nur allzu leicht alles übertönt, dann werden Sie vielleicht in der Stille, in der Meditation doch das eine oder andere hören, spüren und verstehen.

Ich wünsche Ihnen viel Licht und Erkenntnis.

Häufig gestellte Fragen und Antworten

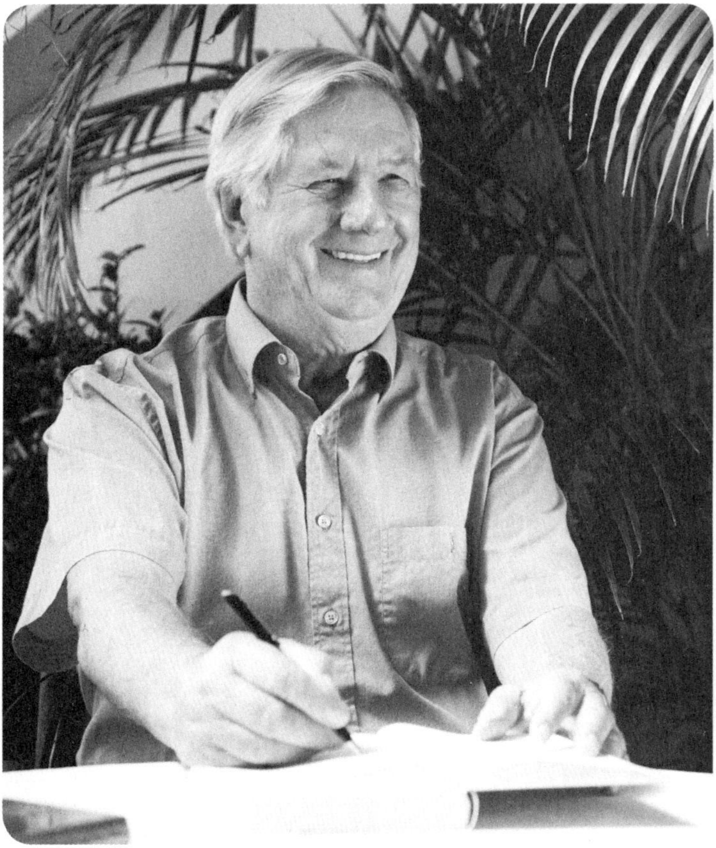

Im Anschluss an einen Vortrag stelle ich mich immer sehr gerne den Fragen der Zuhörer und musste feststellen, dass für sie meine spontanen Antworten auf ihre Fragen meistens ein Höhepunkt des Abends waren. Das mag wohl daran liegen, dass ich direkt auf das eingehe, was die Zuhörer beschäftigt. So kann ich am einfachsten meine Erfahrung mitteilen, und ihnen gelingt es leichter, dieses Wissen aufzunehmen. Weil der größte Teil meiner Reden einschließlich der Beantwortung solcher Fragen aufgezeichnet wurde, finden Sie hier in der Neuauflage von *Neue Sicht des Geistigen Heilens* neben den bereits immer wieder gestellten Fragen noch mehrere neue Fragen und Antworten zu Themen der Geistheilung.

Werter Herr Krohne, Sie sprechen von der körperlichen, der seelischen und der geistigen Ebene, die bei der Behandlung eine Rolle spielen. Wie unterscheiden sich diese drei Ebenen?

Wir haben in unserem Gesamtbewusstsein und in den erhaltenden Strukturen unseres Organismus drei energetische Dimensionen.

Da ist zunächst das zentrale Nervensystem mit all seinen bioelektrischen Funktionsweisen, die auch in der Schulmedizin bekannt sind. »Alles ist nervlich bedingt« ist ein Satz, den man meist aus dem Mund von Schulmedizinern hört. Zu einer anderen Ebene gehören die Akupunkturbahnen. Sie spielen in einem medizinischen System eine Rolle, das viel älter ist als unsere Schulmedizin, nämlich in der Traditionellen Chinesischen Medizin. Diese Jahrtausende alte Lehre geht davon aus, dass das Meridiansystem einen direkten Zugang zu den physischen Komponenten ermöglicht.

Heute weiß man, dass das Meridiansystem biomagnetisch ist und daher keine materiellen Leiter, wie etwa die Nerven, braucht, um Informationen zu transportieren.

Diese beiden Systeme, Meridiansystem und Nervenbahnen, die sich im ganzen Körper verästeln, tauschen sich gegenseitig aus und gehen ein Wechselspiel ein. Während die erste Ebene mehr den Körper und das Denken betrifft, wird die zweite eher den Emotionen zugeordnet.

Es gibt aber noch eine dritte Ebene, die dem Geist zugeordnet wird und auf der die Chakren zu Hause sind. Sie bildet ein eigenes Energiesystem und verkörpert eine eigene Energieart. Alle drei Dimensionen beziehungsweise alle drei Energiesysteme bedingen sich gegenseitig.

Das heißt: Fehler in einem System können sich auch in den anderen bemerkbar machen. Störungen im Bereich der Chakren können sich im Nervensystem niederschlagen oder auch in den Meridianen. Störungen im Meridiansystem können sowohl das Nervliche beeinflussen als auch das Chakrensystem. Wichtig ist vielleicht noch zu sagen, dass die Ebene des Chakrensystems die höchste ist, also die mit dem höchsten steuernden Impuls und der feinsten Steuerung.

Sie erwähnen so unterschiedliche Methoden wie Handauflegen, Meridianbehandlung und die Arbeit mit geistigen Helfern. Aber

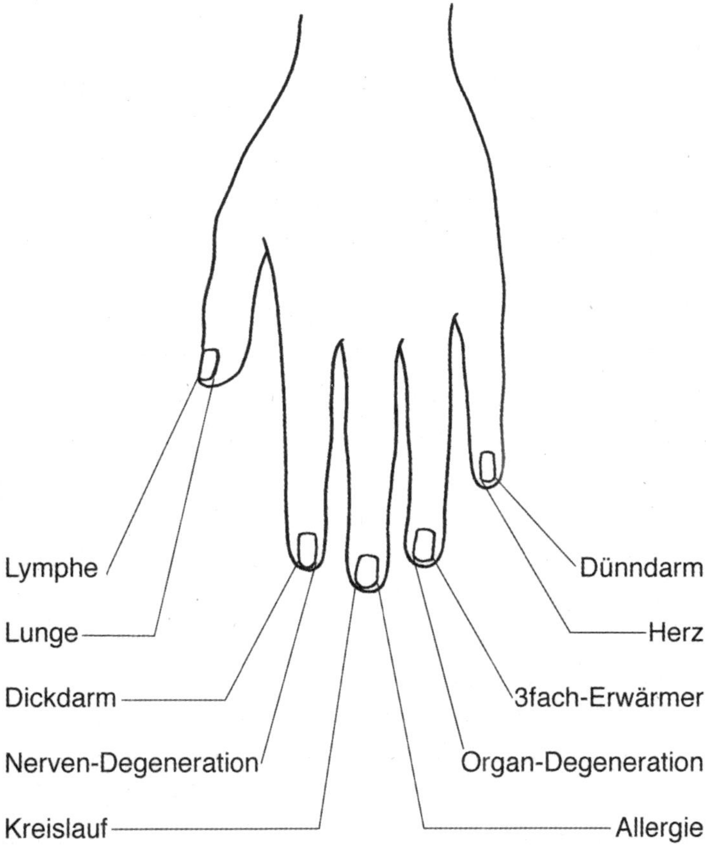

Meridiane an der Hand

wann wenden Sie eigentlich welche Methoden an? Gibt es vielleicht eine Hierarchie der Wirksamkeit, nach dem Motto »Klappt dies nicht, probiere ich jenes«?

Beim Heilen mit geistigen, mentalen und biomagnetischen Kräften ist es immer ratsam zu wissen, in welchem Energiesystem die Fehlfunktion liegt.

Ich erwähnte gerade, dass wir das Bioelektrische haben, also die Ebene der Nerven, dann das Biomagnetische, die Ebene der Meridiane, und schließlich das Geistige, die Ebene der Chakren. Wenn eine Störung im Meridiansystem ausgemacht werden konnte, ist das Handauflegen im direkten Kontakt mit den Meridianen die ideale Methode. Liegen Fehlfunktionen im Organischen vor, die eher in das nervlich Bedingte hineingehen, kann mit Handauflegen, aber auch mit Visualisierung gearbeitet werden. Wenn sich das Problem mehr auf der Ebene der Chakren zeigt, ist selbstverständlich die Chakrenbehandlung am wirksamsten.

Es kann natürlich auch sein, dass Störungen in allen drei Energiebereichen vorliegen. Dann arbeitet man sich am besten von oben nach unten vor, das heißt, von den Chakren her, also von der höchsten und feinsten Stufe unserer energetischen Struktur. Anschließend kontrolliert man die Meridiane, und zum Schluss kann man noch die rein körperlichen Bereiche mit Handauflegen oder Visualisierung behandeln.

Letzteres betrifft hauptsächlich die Krankheiten, die sich auch im Organischen niederschlagen. Die am deutlichsten sichtbaren Formen sind Steinbildungen, Verhärtungen, Fehlfunktionen, Geschwüre und alles, bei dem der Körper aufbricht oder sich anatomisch verändert.

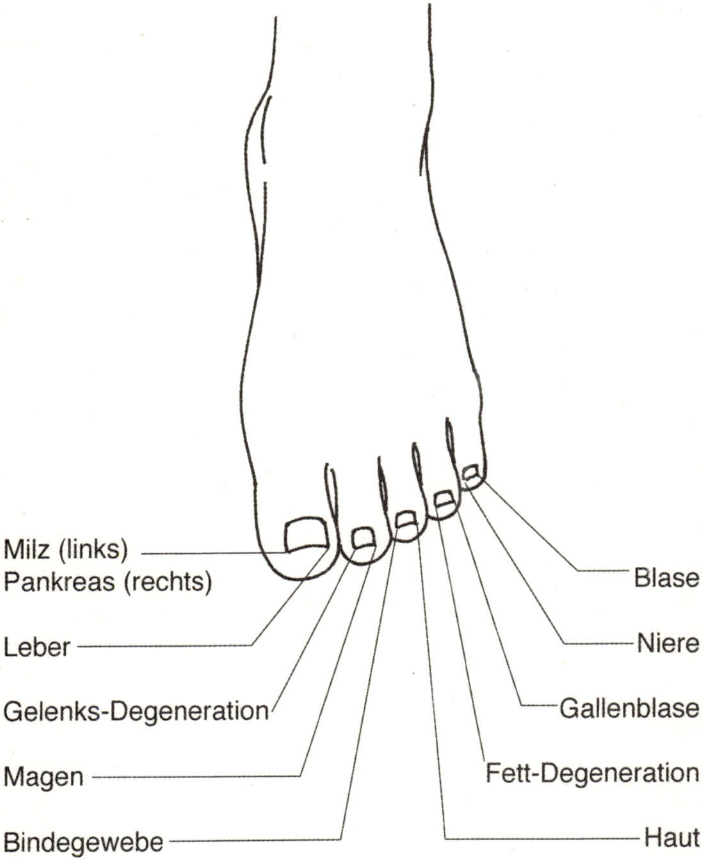

Meridiane am Fuß

Kann nicht auch über die Meridiane Einfluss auf die Chakren genommen werden? Und falls ja: Sollte dann wirklich immer von oben nach unten behandelt werden?

Selbstverständlich kann man, wie ich vorher schon erwähnte, ein System von einem anderen aus erreichen, und selbstverständlich geht man am besten von oben nach unten vor. Oben ist hier übrigens nicht im Sinne einer Ortsbestimmung gemeint, sondern eher im Sinne von höchster Kraft der bewussten Lebenserhaltung, und das ist nun mal das Chakrensystem.

Ich kann die Chakren natürlich auch von den Meridianen her erreichen, aber umgekehrt ist es viel effektiver:

Über die Chakren kann man die Meridiane sehr gut programmieren oder verändern.

Welchen Unterschied sehen Sie zwischen der Behandlungsweise eines modernen Geistheilers und der Geistheilung früherer Zeiten?

Was ist eigentlich ein moderner Geistheiler? Geistheilung ist Geistheilung. Wenn wir in unserer Schule etwas lehren, das weit über das hinausgeht, was früher Geistheiler wussten, so hat das etwas mit Wissen zu tun, aber rein gar nichts mit Können. Geistiges Heilen braucht kein Wissen im Sinne von Erlerntem, also kein Schulwissen und auch kein wissenschaftliches Wissen. Geistheilung arbeitet mit Dimensionen, die wir denkend ja gar nicht erreichen.

Als modernen Geistheiler können wir vielleicht jemanden bezeichnen, der in der Lage ist, die unterschiedlichen energetischen Systeme zu erfassen, zu sehen, zu diagnostizieren, zu beobachten und sie dann mit den entsprechenden energetischen Behandlungsarten zu verändern.

Dennoch sagt mir eine innere Überzeugung, dass wahre Geistheilung all das gar nicht braucht. Denn in unserer Wirklichkeit sieht alles anders aus, als es tatsächlich ist.

Welcher Unterschied besteht zwischen einem Anstoß zur Selbstheilung und der Heilung mit Hilfe eines geistigen Helfers? Greift Letzteres nicht sehr viel tiefer?

Zunächst muss an dieser Stelle gesagt werden, dass jede Heilung letztlich Selbstheilung ist. Der Heiler kann nur eine Information übertragen, die der Empfangende selbst in Heilung umsetzen muss. So wenig wie wir für einen Menschen leben können, können wir einem Menschen Heilung bringen. Wir können nur die heilsame Information übertragen.

Ob es sich um Suggestion handelt, um Hypnose oder um Gedanken- oder Vorstellungskraft, ob wir mit Farben arbeiten oder mit Ritualen – all das sind nur Informationen. Auch wenn ein geistiger Helfer eingreift, wenn der Heiler also mit Helfern wie einem Arzt aus dem Jenseits, einem Geist oder einem Schutzengel arbeitet, gilt das Gleiche, denn auch diese geistigen Wesen können nur Information übertragen.

Allerdings haben Informationen, die aus dem Geistigen kommen, einen höheren Stellenwert, weil sie reiner sind. Damit will ich nicht sagen, dass sie besser oder stärker sind. Sie sind einfach nur reiner, weil sie frei sind von den Glaubenssätzen und Zweifeln des menschlichen Bewusstseins.

Welchen Stellenwert hat eigentlich das Mitgefühl in der Behandlung? Und kann man nicht auch intellektuell vorgehen und die Freie Energie, mit der ein Heiler arbeitet, mental durch Geisteskraft und Wünschen herbeiziehen?

Diese Frage ist insofern interessant, als sie in Bereiche vorstößt, die wir in der Tat auch mit Gedankenkraft produzieren können. Doch Mitgefühl lässt sich nicht herbeiholen, denn Gefühle sind etwas anderes als Gedanken.

Und so ist es auch bei der Heilung. Wir haben die Kraft des mentalen Heilens in uns. Dazu gehört an erster Stelle die Imagination, die Vorstellungskraft also. Und da jeder Gedanke das Bestreben hat, sich zu verwirklichen, besteht hier die Möglichkeit, dass sich die Gedanken, die Bilder, die imaginativ erzeugt werden, verwirklichen. Das könnte man vielleicht noch auf intellektuellem Wege erreichen. Immerhin ist Gedankenkraft eine Freie Energie, die wir jederzeit produzieren können. Mentales Heilen ist sehr verbreitet, und alle erfolgreichen Heiler bedienen sich auch der Kraft ihrer Gedanken.

Doch nun zum Mitgefühl. Das Mitgefühl gehört einer Dimension an, die wir vielleicht so definieren können: Auf dieser Ebene findet Heilung ohne mentale Kraft statt. Hier ist sie zunächst Anteilnehmen und dann Mitteilen.

Anteilnahme und Mitgefühl, das sind sehr eng miteinander verwandte Begriffe. Anteil nehmen, mitfühlen, sich in den Kranken hinein fühlen, das sind für die meisten Heiler die wichtigsten diagnostischen Hilfsmittel, denn mit dem Gefühl kann man Dinge erfassen, die wir weder mit unseren fünf Sinnen wahrnehmen noch mit Hilfe anderer Informationen entschlüsseln können.

Mitgefühl und Anteilnahme sind übersinnliche Kräfte, und Mitgefühl können wir in Mitteilen verwandeln.

Das heißt, wir teilen unsere Empfindungen mit, und wenn diese volle Liebe, voller Harmonie und voller Hilfskraft sind, so nach dem Motto »Von ganzen Herzen möchte ich diesem Menschen helfen«, dann kommt durch das Mitteilen eine zusätzliche Heilkraft zum Tragen, und zwar zusätzlich zu den vorher genannten mentalen Kräften.

Sie haben in Ihrer Frage auch das Wünschen angesprochen. Wenn wir uns etwas wünschen, tragen wir es ja auch nicht intellektuell zusammen. Vielmehr wollen wir mit dem Wunsch etwas erreichen, das bisher noch nicht erreicht wurde. Wir können uns zum Beispiel wünschen, dass wir Erfolg haben mit dem, was wir dem anderen übermitteln wollen, und dass derjenige die Botschaft auch annimmt.

Die Wunschkraft ist eine zusätzliche Dimension, die sowohl das mentale Heilen unterstützen kann als auch die Anteilnahme und das Mitteilen.

Darf der Heiler den Klienten eigentlich berühren? Ich habe gehört, dass nur Ärzte und Heilpraktiker den Klienten zu Heilzwecken berühren dürfen.

Diese Frage wäre vor zwanzig Jahren noch hoch brisant gewesen. Doch seit Anfang 2004 haben wir in Deutschland ein Gesetz, welches das Handauflegen auch Heilern erlaubt, die keine Ärzte oder Heilpraktiker sind. Ein Heiler darf also einen Klienten berühren.

Er darf ihn aber nicht bitten sich auszuziehen, wie das ein Arzt tun würde. Vielmehr soll er die Hände über der Kleidung auflegen.

Der Klient wird eine Diagnose von mir erwarten. Wie soll die aussehen, wenn ich als Heiler keine ärztliche Ausbildung habe?

Heiler und Ärzte arbeiten in sehr unterschiedlichen Bereichen der Heilübertragung oder Heilinformationsübertragung. Das Gleiche gilt auch für die Diagnose, die sie stellen.

Was tut ein Heiler, wenn er einen Klienten vor sich hat? Wir gehen mit unserer außersinnlichen Wahrnehmung, mit unseren energetischen Sinnen, die etwas mit Einfühlen und Anteilnahme zu tun haben, in die Bewusstseinsstruktur des Klienten hinein und stellen fest, was sich dort abspielt. Allerdings können wir dem Klienten nicht sagen: »Mit deinem Herzen stimmt was nicht, oder deine Lunge arbeitet nicht richtig.« Wir nehmen das Herz oder die Lunge ja nicht als Organ wahr, sondern nur als energetische Funktionsebene.

Geistiges Heilen ist grundsätzlich eine energetische oder besser bioenergetische Behandlung, bei der man mit unterschiedlichen Kräften arbeiten kann: mental, mit Suggestion und Hypnose, mit biomagnetischer Energie, mit Chakrenenergie ... Wenn wir als Heiler gelernt haben, unser Herzchakra aufzumachen, dann heilen wir mit diesen Energien.

Und auf genau die gleiche Weise findet ein Heiler Fehlfunktionen in der Aura, in den Chakren, in den Abstrahlungen der Meridiane und allen anderen Energiesystemen: über das Einfühlen und Anteilnehmen. Das sind dann geistige oder außersinnliche Diagnosen und eben keine Diagnosen in dem uns geläufigen Sinne, sondern eher Beurteilungen, die auf einer ganzheitlichen Wahrnehmung beruhen.

Das alles spielt sich in anderen Vorstellungswelten ab als das, was geschieht, wenn ein Arzt oder Heilpraktiker eine Diagnose stellt. Der Heiler hat es auch viel schwerer, seine Diagnose in Worte zu fassen und mit den Erwartungen des Klienten in Einklang zu bringen, denn was er wahrnimmt, findet in einer anderen Dimension statt.

Wenn wir uns hier allerdings nur über den Begriff Diagnose unterhalten und darüber, ob wir das, was wir als Heiler über den Klienten herausfinden, so nennen dürfen oder nicht, dann ist das

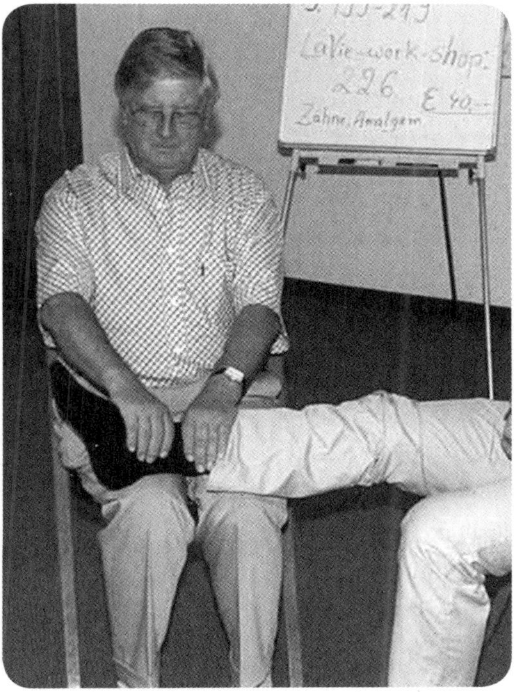

Horst Krohne bei einer Fußbehandlung

müßig. Nennen wir es doch Diagnose. Es gibt einfach kein besseres Wort für die Beurteilung dessen, was man an einem Klienten wahrgenommen hat – auf welche Weise auch immer.

Jene innere Wahrnehmung, die Geistheiler einsetzen, ermöglicht keine zweifelsfreie Zuordnung von Symptomen, sondern gibt einen Einblick in die energetische Steuerung des Körpers. Deshalb sind sie etwas anderes als die Diagnosen des Arztes. Welche zutreffender sind, sei dahingestellt.

Welche Maßnahme ergreift der Heiler zuerst, wenn ein Klient in einer Notlage zu ihm kommt?

Diese Frage trägt ihre Antwort schon in sich. Sie sprechen von einer Notlage. Wenn wir dieses Wort ein wenig umdrehen, haben wir eine Lage, in der Not herrscht.

Der Heiler tut also zuerst, was notwendig ist. Er muss die Not abwenden. Sind das Schmerzen, dann muss zunächst der Schmerz abgewendet werden. Sind es seelische Nöte, Trauer, Depression, dann muss hier das Notwendige getan werden. Ohne Notabwendung, ohne dass das Notwendige getan wird, kann Leben gar nicht existieren.

Auch unser Organismus betreibt ständig Notabwendung, indem er das Notwendige tut, um die Not gar nicht erst eskalieren zu lassen.

Die Antwort auf Ihre Frage lautet also: Der Heiler wird darauf achten, dass er zunächst das Notwendige unternimmt. Das setzt natürlich voraus, dass er genügend Berufserfahrung hat.

Alle erfahrenen Heiler arbeiten nach diesem Stufenplan:

Unternimm erst das Notwendige, dann das Mögliche, und wenn das nicht hilft, verbinde dich mit dem Geist und erschaffe das Unmögliche.

Immer mehr Allergien wandern nach innen und äußern sich nicht mehr in sichtbaren Unverträglichkeiten, etwa gegenüber Nahrungsmitteln, Staub und Pollen. Wie kann ich solche Allergien beim Klienten auffinden und behandeln, und wie finde ich den Verursacher heraus?

Beginnen wir gleich mal mit dem Verursacher. Sie sprechen in Ihrer Frage Nahrungsmittel, Staub und Pollen an. Das sind nicht die Verursacher von Allergien. Die Allergie ist ein Erregungszustand des Immunsystems, der auf zweierlei Weise entstanden sein kann:

1. *durch emotionale Veränderungen, also dadurch, dass sich eine unvernünftige Reaktion auf der Ebene der Emotionen auf den Körper ausgewirkt hat*
2. *dadurch, dass dem Körper die Mittel und die Fähigkeiten fehlen, mit bestimmten Reizen oder Substanzen umzugehen. Das heißt, der Körper kann diese Reize oder Substanzen nicht mehr neutralisieren oder verarbeiten. Wichtig ist in diesem Zusammenhang, dass Allergien nicht an bestimmte Stoffe gebunden sind. Vielmehr werden diese Stoffe benutzt, um Unverträglichkeiten der Lebenskräfte anzuzeigen.*

Die Allergie ist eine klassische psychosomatische Erkrankung. Ich muss also das Psychisch-Seelische an erster Stelle betrachten und erst dann die Substanzen. Wenn eine Allergie nach innen geschlagen ist, äußert sie sich genauso in verschobenen energetischen Werten wie eine Allergie, die durch Hautrötung oder sonstigen Symptome nach außen tritt.

Allergie ist Allergie, und ihr liegt immer eine Störung im Immunsystem zugrunde. Damit verbunden sind gewisse Strukturen im Bereich des Herzchakras sowie Störungen und Strukturveränderungen im Bereich des Allergiemeridians. Nachdem diese Störungen erkannt wurden, kann die Allergie entsprechend behandelt werden.

Ich habe gelesen, dass Sie Allergien und andere Erkrankungen auch über die Wirbelsäule behandeln. Können Sie mir sagen, welcher Zusammenhang da besteht?

Die Spinalnerven, die aus dem achten und neunten Brustwirbel austreten, haben eine direkte Verbindung zur Milz. Und die Milz ist energetisch mit dem Immunsystem verbunden. Wenn Allergien auftreten, wird auch die Milz einen Reiz bekommen. Dieser Reiz geht dann über die Nerven weiter zu den Segmenten des achten und neunten Brustwirbels und kann hier energetische Veränderungen hervorrufen, die dazu führen, dass sich Muskel, Sehnen und Bänder in dieser Region verspannen. Diese Verspannung kann mit der Zeit so stark werden, dass es bis zu leichten Wirbelverschiebungen kommt.

Allergien können also über die Brücke, die von der Milz zur Wirbelsäule führt, Veränderungen im Rückgrat bewirken. Diese Veränderungen können sowohl ertastet als auch auf der geistigen oder energetischen Ebene diagnostiziert werden. Und dann müssen diese Sektoren mitbehandelt werden.

Wenn wir einen Allergiker nämlich nur im Bereich des Immunsystems behandeln, schickt dessen Milz zwar keinen neuen Reiz mehr zum achten und neunten Brustwirbel, aber der ursprüngliche Reiz ist ja trotzdem gesetzt. Und wenn der schon leichte Wirbelverschiebungen, Verdrehungen oder Verkantungen ausgelöst hat, dann müssen diese zusätzlich gelöst werden. Sonst geht der Reiz nach erfolgreicher Behandlung und

Auslöschung der allergischen Symptome von der Wirbelsäule zurück zur Milz und kann neue Allergien erzeugen. In manchen Fällen trat eine Allergie erst auf, nachdem es durch einen Unfall zur Verschiebung der Wirbel und zur Reizung von Sehnen und Bändern in diesem Sektor gekommen war.

Wie geht der Geistheiler bei einer Schwermetallbelastung vor, etwa durch Amalgam in den Zähnen? Wie diagnostiziert und therapiert er so etwas?

Ein erfahrener Geistheiler, der über die Fähigkeit zur außersinnlichen Wahrnehmung verfügt, kann die Belastung durch Amalgam im gesamten Organismus erkennen. Verfügt der Heiler nicht über diese Fähigkeit, so kann er immer noch Methoden anwenden, die aus der Radiästhesie kommen, und zum Beispiel mit der Wünschelrute, dem Pendel und ähnlichen Instrumenten arbeiten. Am besten wäre der Biotensor nach Dr. Oberbach oder der VivoMeter der Schule der Geistheilung, eine Einhandrute, die sehr präzise genutzt werden kann.

Menschen, die unter Schwermetallbelastungen leiden, haben grundsätzlich ein schlechtes Entgiftungssystem. Das ist ja genau das Problem, das man in der Zahnheilkunde mit dem Amalgam hat.

Es gibt genügend Zahnärzte, wahrscheinlich sogar die meisten, die immer noch Amalgam als Füllmaterial für kranke Zähne benutzen. Es ist ein sehr preiswertes und gut zu verarbeitendes Material, und vielen Menschen geht es gut damit. Sie haben viele Amalgamfüllungen und reagieren überhaupt nicht auf die Schwermetallbelastung, weil ihr Körper eine sehr gute Entgiftung hat und die Schwermetallionen über die Selbstregulierung wieder loswird. Wenn die Entgiftung aber nicht optimal funktioniert, es sowieso schon Stoffwechselprobleme gibt und sich vielleicht schon ablagerungsbedingte Erkrankungen entwickelt haben, ist das Amalgam ein Problem.

Nun kann der Heiler die Füllungen nicht einfach herausholen oder sie im Zahn entgiften. So etwas geht nicht. Wir als Heiler haben nur zwei Möglichkeiten:

1. *Wir müssen mit einem Zahnarzt zusammenarbeiten, der gewillt ist, das Amalgam aus den Zähnen zu entfernen. Er sollte dabei Methoden einsetzen, die verhindern, dass Reste der Füllung oder freiwerdende Dämpfe im Körper verbleiben.*
2. *Dann können wir alle Ausscheidungsorgane und Entgiftungsorgane stärken und optimieren, indem wir ihnen Heilkraft schicken und ihnen so ihre optimale Funktionsweise zurückgeben.*

Hier geht es vor allem darum, das zweite und das dritte Chakra stark zu machen, denn über diese beiden Chakren erreichen wir die Leber, den Darm, den Säure-Basen-Haushalt und die Ausscheidungskräfte. Zusätzlich wird der Heiler immer noch das Nervensystem und den Nervenmeridian stärken, weil Amalgam vor allem ein Nervengift ist. Empfehlenswert ist jetzt noch, ein Ausleitverfahren anzuwenden.

In der Naturheilkunde gibt es heute genügend Mittel, die in der Lage sind, Schwermetalle zu binden. Hier sind an erster Stelle Stoffe zu nennen, die aus dem Meer kommen: Süßwasser- und Salzwasseralgen sowie Spurenelemente. Ich nenne nur zwei, aber es gibt noch andere, wie etwa Selen und Zink. Diese Stoffe sind in der Lage, Schwermetalle zu greifen und sie, wenn im Stoffwechsel alles optimiert ist, zur Ausscheidung zu bringen.

Solche Ausleitverfahren setzen sehr viel Erfahrung voraus und werden normalerweise nicht von Heilern angewandt. Es gibt allerdings genügend Heiler, die noch einen weiteren Heilberuf haben.

Vielleicht arbeiten sie außerdem als Heilpraktiker, als Arzt oder Zahnarzt. Oder sie geben Fußzonenreflexmassage oder sind Ernährungsberater. In dieser zweiten Funktion dürfen sie dann Ausleitverfahren empfehlen, nicht als Heiler.

Wir als Heiler dürfen ja keine Rezepte ausstellen, und Empfehlungen dieser Art dürfen wir nur dann an Klienten weitergeben, wenn wir einen zusätzlichen Beruf ausüben, der mit Heilkunde zu tun hat.

Wie kann der Geistheiler eine Beeinträchtigung durch Erdstrahlen oder Elektrosmog feststellen, und was kann er betroffenen Klienten raten?

Die Belastung durch Erdstrahlen und Elektrosmog ist im Gesamtgefüge zu sehen. Heiler, die über die Fähigkeit zur außersinnlichen Wahrnehmung verfügen, sehen in der Aura von durch Strahlen geschädigten Klienten Turbulenzen und Farbveränderungen. Verfügt der Heiler nicht über diese Fähigkeit, kann er die Belastung in der Aura auch mit radiästhetischen Geräten wie dem Pendel, dem Biotensor nach Dr. Oberbach oder einer geeigneten Wünschelrute feststellen.

Wir in unserer Schule haben noch ein weiteres Hilfsmittel entwickelt: eine stilisierte Figur – violett auf blauem Untergrund und beides noch einmal auf weißem Untergrund –, die wir einfach Engel nennen. Wenn dieses Emblem vor die Brust (Thymusdrüse) gehalten wird, zeigt es eine Veränderung in den Schichten der Aura an. Und eine ganz bestimmte Art von Veränderung ist ein Zeichen dafür, dass hier eine Belastung durch Erdstrahlen oder Elektrosmog vorliegt.

Dieser Test dauert keine Minute und ist äußerst sicher. Wenn man ihn gemacht hat, weiß man natürlich noch nicht, wo die Erdstrahlen herkommen und welche Frequenzen da im Elektrosmog sind, aber man weiß, dass eine Belastung vorliegt. Dann muss der Arbeitsplatz, der Schlafplatz oder ein anderer Platz, an dem man sich täglich stundenlang aufhält, von einem Fachmann untersucht werden.

Welche Ratschläge geben Sie einem Klienten nach erfolgter Behandlung mit auf den Weg? Soll er die Gedanken an seine Erkrankung meiden? Soll er gewisse Gewohnheiten ändern, seine Ernährung oder seinen gesellschaftlichen Umgang?

Erfolgreiche Behandlung hat immer auch etwas mit einer Veränderung im Bewusstsein des Kranken zu tun. Ein Klient, der mit Erfolg behandelt wird, wird seine Einstellung, seine Vorstellungen, seine Wünsche und seine Absichten verändern. Sonst funktioniert Heilung nicht. Heilung ist immer eine Korrektur des Gesamtbewusstseins.

Wir können es auch noch schärfer ausdrücken: Krankheit ist immer mangelnde Vollkommenheit. Krankheit ist immer ein Mangel an Bewusstsein.

Die Bewusstseinsschichten, die sich verändern sollen, um Gesundheit herbeizuführen, liegen aber zu neunundneunzig Prozent im Unbewussten. Demnach besteht die Kraft des Geistheilers nicht darin, dass er den Klienten von seinen Vorstellungen oder seiner Gedankenwelt überzeugt.

Ein Geistheiler wirkt mehr auf der unbewussten Ebene. Dazu gehören alle autonomen Systeme wie die Zellregeneration, die Heilungskräfte, das Immunsystem, das Hormonsystem, die Enzyme sowie die Regulierung dieser verschiedenartigen Lebendigkeiten untereinander.

Wenn allerdings eindeutig herausgefunden wurde, dass sich die Krankheit zum Beispiel dadurch entwickelt hat, dass der Mensch auf irgendjemanden oder irgendetwas mit Wut und Aggression reagiert hat, sind entsprechende Empfehlungen angebracht, die wie immer achtsam erfolgen sollten.

Dann sollte der Heiler dem Klienten nahe legen, sich von dieser aggressiven Verhaltensweise zu lösen und ihm individuelle Vorschläge machen, wie er seine Aggressionen in den Griff bekommen könnte. Wählt der Klient hierzu eine medikamentöse Lösung, sollte für diesen Zeitraum keine Behandlung durch Geistheilung mehr erfolgen.

Wenn die Krankheit eindeutig aufgrund von Fehlernährung entstanden ist und jemand zum Beispiel aus Verzweiflung eine Fresssucht entwickelt hat, dann sollten die Empfehlungen in diese Richtung gehen.

Aber der größte Teil aller Heilungen läuft im Unbewussten ab. Es sind Heilungen, die ein Geistheiler durch Energieübertragung hervorruft.

Sie fordern die Zusammenarbeit von Heilern und Schulmedizinern. Was versprechen Sie sich davon?

Jeder vernünftige Heiler wird anerkennen, dass die Schulmedizin sehr viel erreicht hat und uns hilft, viel Leid zu überwinden. Jeder objektiv beobachtende Mensch – und das müssen nicht nur Heiler sein – wird mittlerweile aber auch erkannt haben, dass die Schulmedizin oft an Grenzen stößt, dass sie bestimmte Krankheiten nicht in den Griff bekommt und dass die Wartezimmer der Ärzte voll sind von Klienten, die immer mit den gleichen Leiden kommen. Denken wir an Allergien, an Rheuma, an Rückenleiden und an Kopfschmerzen.

Die Schulmedizin behandelt ihre Klienten nach ihrem System, ein Geistheiler hingegen behandelt jeden Kranken aus einem völlig anderen Blickwinkel und bringt völlig andere Methoden zur Anwendung. Dazwischen liegt vielleicht noch die Naturheilkunde mit all ihren Schattierungen, die den Menschen ganzheitlich zu erfassen versucht.

Die Behandlung der Schulmedizin greift ausschließlich im körperlichen Bereich. Der Geistheiler hingegen versucht – wie der Name ja schon sagt –, die geistigen und damit höchsten Formen des Lebens in die Heilung einzubeziehen.

Das ist eine klare Ergänzung zur Schulmedizin, und ich kann jedem Heiler nur empfehlen, zum Wohle der Klienten mit Ärzten, Heilpraktikern, Naturheilkundlern, Zahnärzten und Psychologen zusammenzuarbeiten.

Ein Großteil aller chronisch kranken Klienten ist nämlich nicht etwa deshalb chronisch krank, weil ihre Krankheit von der Schulmedizin nicht heilbar ist, sondern vielmehr, weil die Schulmedizin nicht über die Methode verfügt, die zur Regulierung dieser Krankheit bei diesem Menschen führen würde.

Und das ist so, weil die Krankheit in den energetischen Dimensionen zu Hause ist, im Bewusstsein, in den Emotionen oder in der Unerfahrenheit des Lebendigen, das sich von Mensch zu Mensch verschieden äußert, zum Beispiel in unterschiedlichen Anfälligkeiten, in einer mehr oder weniger guten Entgiftung und Selbstregulierung der Körpersäfte und so weiter. Wenn beide Methoden zusammenwirken würden, könnte ein Großteil der Klienten, die von der Schulmedizin bisher nicht auskuriert werden können, geheilt werden.

Ich habe immer wieder erleben dürfen, dass austherapierte Klienten, bei denen der Arzt keine Chance auf Besserung mehr sah, mit geistigen Methoden doch noch gesund wurden. Und sehr oft konnten die schulmedizinischen Methoden plötzlich wieder greifen, nachdem die Übertragung der geistigen Informationen stattgefunden hatte.

Grundmethoden des Geistigen Heilens

1. *Visualisierung von Vollkommenheit*
2. *Energieübertragung*
3. *Mediales Heilen*
4. *Lebensberatung und Suggestion*

Wenn der Heiler mit einem Arzt zusammenarbeitet, ist es oft so, dass der Heiler den Zündfunken liefert, der schließlich zur Heilung des Klienten führt.

Glauben Sie, dass Geistheilung einmal einen gleichberechtigten Rang neben der Schulmedizin einnehmen wird? Oder wird sie ihr sogar den Rang ablaufen?

Dies ist eine gute Ergänzungsfrage, und ich möchte ganz deutlich klarstellen, dass es so etwas wie Rang ablaufen in der Heilkunde nicht gibt. Wer heilt, hat Recht.

Heilen bleibt immer eine Kunst, und Heilung findet grundsätzlich im Unsichtbaren statt. Sie beginnt bei den Funktionsweisen, die wir nicht sehen, und bringt sich erst dann über den Körper und das Verhalten des Menschen zum Ausdruck.

Die Geistheilung wird der Schulmedizin nie den Rang ablaufen, denn zwei Systeme, die extreme Seiten der Heilkunde abdecken, können sich nicht gegenseitig ersetzen. Niemals kann die

Geistheilung die Schulmedizin ersetzen, und niemals wird die Schulmedizin die Geistheilung ersetzen. Die Heilmethoden, mit denen wir es hier zu tun haben, sind so unterschiedlich, dass sie gar nicht als ein System betrachtet werden können.

Und damit erübrigt sich die Frage, was besser oder schlechter ist. Es geht nur darum, dass dem Menschen von beiden Seiten her geholfen wird. Das Nebeneinander ist die einzige Chance, nicht das Gegeneinander.

Gibt es Zusammenhänge, vielleicht energetischer oder geistiger Art, die Ihrer Ansicht nach allen Erkrankungen zugrunde liegen?

Diese Frage habe ich vorhin schon mitbeantwortet. Krankheit, Unwohlsein oder Not geht immer auf mangelndes Bewusstsein zurück, wobei dieses mangelnde Bewusstsein nichts oder nur selten etwas mit Intellekt zu tun hat. Es ist das Bewusstsein des Lebens, das in uns wohnt und das wir Geist oder Seele nennen, denn das, was unser Organismus zum Ausdruck bringt, ist ein gewaltiges dynamisches Feld des Lebens, in dem Prozesse ablaufen, die nicht alle chemisch erklärt werden können.

Und schon gar nicht kann erklärt werden, wie die Funktionen des Lebens, beispielsweise die Zellregeneration, die Heilungskräfte und das Immunsystem, eigentlich gesteuert werden und warum das so gut funktioniert.

Die uns innewohnende Intelligenz des Lebens, die geistige und seelische Komponente, lässt Krankheiten zu oder nicht. Wenn der Geist und die Seele in uns nicht in der Lage sind, bestimmte Bakterien oder Mikroorganismen abzuwehren, dann werden wir von diesen Mikroorganismen krank. Das liegt aber nicht an den Mikroben, sondern an der mangelnden Fähigkeit des Organismus, sich mit diesen Mikroben auseinanderzusetzen.

Das ganze Leben beruht ja darauf, dass wir lernen und lernen und lernen. Und wenn wir über Krankheiten sprechen, bedeutet lernen, immun zu werden und Krankheiten zu überwinden. Das ist ein ganz grundsätzlicher Lernprozess, und wenn wir diesen Prozess hinter uns haben, sind wir immun gegen diese oder jene Mikroorganismen.

Das spielt sich übrigens nicht nur im Bereich des Immunsystems ab, sondern auch im Bereich der Entgiftung. Gerade in unserem Zeitalter kommen wir sehr oft mit Giften in Berührung, die es früher so, wie wir sie jetzt vorfinden, gar nicht gab, weil sie künstlich erzeugt wurden: die Umweltgifte. Doch unser Organismus lernt, mit diesen Giften umzugehen. Bei manchen klappt das sehr gut, bei anderen nicht. Auch das ist ein Lernprozess, eine Bewusstseinsentwicklung. Und wenn diese Bewusstseinsentwicklung stattfindet, werden wir auch mit Umweltgiften fertig, so wie wir Bakterien überwinden können. Das geht natürlich alles nur bis zu einer bestimmten Grenze, aber es ist ein Entwicklungsprozess.

Lässt sich nicht jede Krankheit letzten Endes auf eine Störung des Immunsystems zurückführen? Sie führen doch alle zu einer Schwächung auf der körperlichen Ebene.

Ich hatte gerade gesagt, dass unser Lernprozess etwas mit Immunwerden zu tun hat. Und darum geht es in der gesamten Evolution. Das Immunwerden betrifft aber nicht nur das Immunsystem selbst, sondern auch alle anderen, zur Heilung beitragenden Kräfte. Unser Körper muss beispielsweise auch mit Mangelerscheinungen umgehen lernen. Und wie unterschiedlich sich unser Bewusstsein mit Mangelerscheinungen auseinandersetzen kann, sehen wir in den extremen Regionen dieser Erde.

Die im hohen Norden lebenden Lappen und Eskimos beispielsweise nehmen verschwindend wenig frische pflanzliche Nahrung zu sich. Sie leben hauptsächlich von Fleisch und Fisch und essen sehr viel Fett. Wenn ein Mitteleuropäer sich so ernähren würde, hätte das höchstwahrscheinlich fatale Folgen. Als Gegenbeispiel können wir die Bewohner der Sahelzone nehmen, die in einer sehr trockenen, heißen Landschaft leben und sich ihr insofern angepasst haben, als sie mit äußerst wenig Flüssigkeit auskommen.

Es geht also um Anpassung. Das Leben kann nur dann gesunde Funktionsweise hervorbringen, wenn es sich anpasst. Die Anpassung an die Gegebenheiten, an die Umstände, ist die größte Stärke des Lebens. Mit dem ganzen Organismus zu reagieren, mit dem Stoffwechsel, der Entgiftung, dem Immunsystem, ja sogar mit der Struktur der Organe und der Zellen, das ist die große Stärke des Lebens.

Und in diesem Bereich wirkt das geistige Heilen. Es gibt dem Kranken mehr Widerstandskraft und größere Anpassungsfähigkeit. Es gibt ihm Kraft, zäh zu sein und durchzuhalten. Daher empfehlen wir als Heiler jedem Schwerkranken: »Sei tapfer, halte durch.« Und mit dieser Empfehlung geben wir ihm die Informationen, die ihm helfen sich anzupassen, durchzuhalten, das Notwendige zu produzieren und zu unternehmen, um die Not abzuwenden.

Nun, nachdem ich schon einige Fragen beantwortet habe, sehen Sie wahrscheinlich auch, dass es im Kern immer um das Gleiche geht: Bewusstseinsveränderung im Sinne von Bewusstseinserweiterung, größere Lernfähigkeit und vor allem Anpassungsfähigkeit und ein Miteinander.

Die Kommunikation des Lebens, das Miteinander ist äußerst wichtig, denn das Leben lebt vom Leben selbst, ob es nun um

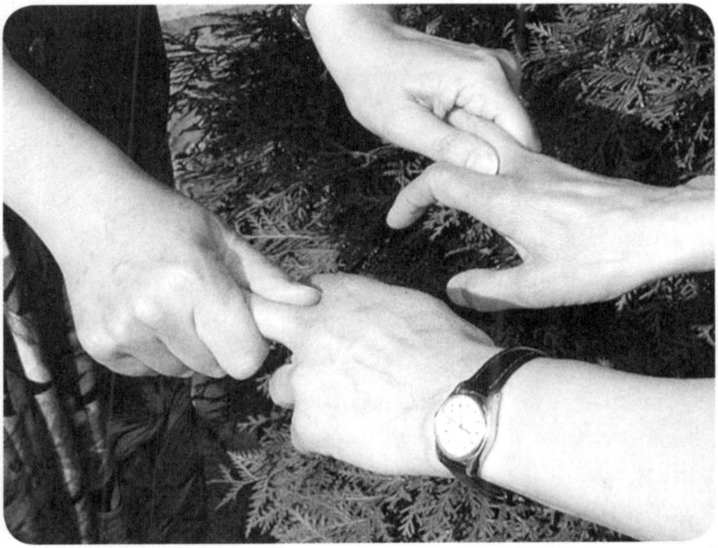

Behandlung des Kreislaufmeridians

Nahrung geht oder um Information. Wir sind eingebettet in ein gigantisches Netz, das alle Lebewesen im Strom der Evolution der Vollkommenheit entgegen trägt.

Um noch einmal auf die Frage zurückzukommen: Wir können nicht sagen, dass jede Krankheit letztlich eine Störung des Immunsystems ist. Sie ist es und ist es nicht.

Wie alle Lebensbereiche in uns und um uns herum passt sich auch das Immunsystem den Gegebenheiten an, während das Bewusstsein nach Vollkommenheit strebt.

Welchen Zusammenhang sehen Sie als Geistheiler denn zwischen Ernährung und Krankheit?

Zwischen Ernährung und Krankheit gibt es bei vielen Menschen einen deutlichen Zusammenhang. Untersuchungen aus der Naturheilkunde haben ergeben, dass etwa fünfzig Prozent aller Erkrankungen ernährungsbedingt sind.

Das heißt, die Art der Nahrungsaufnahme und die Nahrung selbst spielt für die Entstehung von Krankheit eine wesentliche Rolle, was allerdings nicht bedeutet, dass die Nahrungsmittel, die man zu sich nimmt, krankmachend sind.

Das kann zwar auch sein, wenn wir zum Beispiel Verdorbenes oder Vergiftetes essen, aber hier geht es um die Belastbarkeit des Gesamtorganismus durch die Nahrung.

Nicht umsonst gibt es Diäten, die bei bestimmten Krankheiten eingehalten werden sollten, weil der Körper mit der Krankheit selbst schon überfordert ist. Nahrung muss in unserem Organismus durch den Stoffwechsel aufgeschlüsselt und verarbeitet werden, und das kostet viel Kraft. Der Gesamtorganismus ist gefordert, wenn es darum geht, aus den aufgenommenen Substanzen das herauszufiltern, was der Körper braucht, und es über die Körperflüssigkeiten in alle Zellen zu transportieren. Hier leistet das Leben exzellente Arbeit.

Wenn dieser Prozess nun durch irgendwelche äußeren Einflüsse – das können Bakterien sein, das kann aber auch eine Belastung durch Unfall sein oder durch Vergiftung (vielleicht haben wir etwas gegessen, das wir nicht entgiften konnten) oder große seelische Not, ein traumatisches Erlebnis oder dergleichen – gestört wird, kann es zu einer Schwächung des Gesamtorganismus kommen. Dann hat der Körper einfach nicht mehr die Kraft, schwierige Stoffwechselprozesse durchzuführen, und braucht deswegen leicht verdauliche Nahrung. Daher spielt die Ernährung gerade in der Rekonvaleszenz eine große Rolle.

Als Heiler zielen wir bei jeder Erkrankung darauf ab, dass der Stoffwechsel gut funktioniert, also der gesamte Kreislauf der Nahrungsaufnahme, der Nahrungsverarbeitung der Entgiftung und der Ausscheidung. Denn nur, wenn das gut funktioniert, können die Schlacken, die sich im Körper abgelagert haben, entfernt werden. Denn was uns bei Krankheit am stärksten belastet, sind Ablagerungen oder nicht ausgeschiedene Gifte. Ausscheidung und Entgiftung spielen also eine große Rolle für den Heilungsprozess, und es gibt ja auch genügend Nahrungsmittel, die entgiftend wirken.

Um also nochmals auf Ihre Frage zurückzukommen:

Ja, die Ernährung spielt gerade bei der Krankheit eine sehr wichtige Rolle.

In welchem Umfang kann der Geistheiler eine Beratung in Ernährungsfragen geben?

Ich habe schon mehrmals gesagt, dass der Geistheiler aufgrund seiner andersartigen Betrachtungsweise Dinge erkennt, die auf der körperlichen oder chemischen Ebene schwer oder gar nicht zu finden sind. Der Heiler kann den Klienten also darauf hinweisen, dass er diese oder jene Schwächen hat.

Ein kranker oder leidender Mensch ist immer unvollkommen. Er kommt mit gewissen Dingen nicht klar. Und das kann auch die Nahrung beziehungsweise die Ernährung sein.

Jeder Heiler sollte sich beim Heilen Gedanken darüber machen, was der betreffende Mensch nicht verträgt, und ihm dann vielleicht ein paar Hinweise geben, worauf er in Zukunft achten sollte. Wenn es aber darum geht, die Nahrung komplett umzustellen, sollte er den Klienten doch besser an einen Ernährungsberater verweisen.

Diese Beratung ist manchmal sehr, sehr wichtig, denn als Heiler können wir nicht ohne weiteres jeden Menschen von seinen Schwächen befreien. Das muss er schon selber tun.

Wie würden Sie beispielsweise eine Pilzerkrankung behandeln?

Pilzerkrankungen sind ein sehr schwieriges Thema. Einerseits haben wir Pilze im Körper, etwa im Darm, die wir dringend benötigen, weil sie die Nahrung so verändern, dass wir sie aufnehmen können. Andererseits ist der Pilz ein sehr opportunistisches Wesen – keine Pflanze und kein Tier, sondern irgendetwas dazwischen, eine dritte Lebensform.

In der gesamten Natur übernimmt der Pilz die Rolle des Totengräbers, denn er fällt sehr gern über das her, was er für tot hält. Das sehen Sie am besten im Wald: Wenn ein Baum krank ist oder abgestorben, dann siedeln sich Pilze darauf an. So ist es auch in unserem Körper.

Wir haben sehr viele Pilze im Darm, wenn wir tote Nahrung zu uns nehmen. Das ist zum Beispiel alles, was mit Zucker zu tun hat, während etwa Rohkost eine sehr lebendige Nahrung ist. Da brauchen wir wenig Pilz. Nun kann der Pilz aus dem Darm ausbrechen und auf den Körper übergehen. Er kann uns auch von außen befallen, zum Beispiel in Form von Hautpilz.

Doch wie ich eingangs schon erwähnte, gibt es auch Pilze, die wir dringend brauchen, die uns helfen und uns schützen, zum Beispiel, indem sie Schwermetalle binden. Wir dürfen den Pilz also nicht als Feind betrachten, denn eigentlich ist er unser Freund. Wir müssen nur dafür sorgen, dass er dort bleibt, wo er hingehört. Denken Sie daran!

Pilzerkrankungen sind äußerst hartnäckig und widersetzen sich den meisten Heilmethoden. Deswegen ist es ratsam, dass der Heiler in solchen Fällen mit einem Naturarzt zusammenarbeitet. Einem Menschen mit einer hartnäckigen Pilzerkrankung wird man empfehlen, sich sehr natürlich zu ernähren und möglichst viel Frischkost wie Obst und Gemüse zu sich zu nehmen.

Gleichzeitig muss das Immunsystem gestärkt und die Gesamtabwehr des Organismus koordiniert werden, vor allem was die Entgiftung und die Ausscheidung betrifft.

Dann – so meine Erfahrungen – hat man eine große Chance, den Pilz in seine Schranken zu weisen.

Welche Hilfestellungen kann der geistige Heiler denn einem AIDS-Kranken geben?

Diese Frage ist hoch brisant, aber ich will sie trotzdem beantworten, und zwar auf der Basis der Erfahrungen, die ich, auch in Zusammenarbeit mit Fachleuten aus anderen Heilberufen, gemacht habe.

Bei AIDS handelt es sich um eine Immunschwächekrankheit. Das heißt, das Immunsystem ist schwach und hat keine

Kraft mehr, irgendwelche Mikroorganismen und Pilze abzuwehren. Es ist einfach zu sehr belastet. Insofern steht diese Frage in Zusammenhang mit den Pilzerkrankungen, über die ich gerade gesprochen habe.

Die meisten Menschen, bei denen AIDS ausbricht, sind verpilzt, und der Pilz ist so stark, dass er das Immunsystem schwächt. Und wenn das Immunsystem stark geschwächt ist (die Schwächung kann auch durch andere Gifte ausgelöst werden oder durch Selbstvergiftung des Bewusstseins), kann es seine Aufgaben nicht mehr erfüllen. Dann stirbt der Mensch an Viruserkrankungen, an bakteriellen Erkrankungen oder an Pilzerkrankungen.

Wir als Heiler haben hier eine sehr große Chance, denn wir können das Immunsystem des Klienten stärken, indem wir ihm die Informationen geben, die ausreichen, um es soweit zu normalisieren, dass es wieder die Aufgabe erfüllen kann, die es auch bei einem gesunden Menschen erfüllt, nämlich Eindringlinge aller Art abzuwehren.

Allen Heilern, die mit HIV-positiv getesteten Menschen arbeiten, kann ich nur raten: Behandeln Sie die Selbsterhaltungssysteme. Behandeln Sie das Immunsystem und alle Organe, die für die Entgiftung des Organismus zuständig sind, und arbeiten Sie mit einem Arzt zusammen. Allerdings sollte dieser nicht die schlimmsten Mittel der Schulmedizin einsetzen, die den Körper nur noch zusätzlich schwächen.

Die größten Erfolge kamen bisher dadurch zustande, dass Geistheiler mit Ärzten zusammengearbeitet haben, die auf Naturheilkunde spezialisiert sind.

Was steckt aus Ihrer Sicht hinter dem Krankheitsbild Krebs, und wie wird es von Ihnen behandelt? Kann Geistiges Heilen hier allein zum Erfolg führen?

Krebs ist ebenfalls eine Erkrankung, die auf eine Schwäche des Immunsystems zurückgeht. Das heißt, dass auch bei einem Krebskranken das Immunsystem gestärkt werden muss.

Bei Krebs ist aber noch ein zweites System erkrankt: die Zellregeneration. Das hat zur Folge, dass der Körper das Wachstum entarteter Zellen zulässt, statt es zu verhindern. Er ist nicht mehr in der Lage, die Teilung einer erkrankten Zelle, einer Krebszelle in Schach zu halten, und somit entstehen immer mehr Krebszellen, die aber dann vom Immunsystem erkannt werden. Es muss also grundsätzlich beides behandelt werden: das Immunsystem und die Zellregeneration.

Eines möchte ich allerdings noch sagen: Gerade bei Erkrankungen, die im Bewusstsein des Menschen lebensbedrohlich sind, sollte der Arzt unbedingt mitbehandeln. Es gibt auch in der Schulmedizin gute Mittel gegen Krebs. Damit meine ich nicht Bestrahlung oder Chemotherapie, denn beide sind so stark, dass das ganze Abwehrsystem des Organismus hoffnungslos damit überfordert ist. Mit sanften schulmedizinischen Methoden und Geistheilung kann jedoch viel erreicht werden. Allerdings muss auch der Klient selbst mitmachen.

Wenn er seine Ernährung und seine Lebensweise nicht umstellt, seine Denkweise nicht ändert und vor allem keine Hoffnung entwickelt, dann wird es sehr schwer.

Ich betone noch einmal: Bei Krebs liegt die größte Chance in der Zusammenarbeit von Schulmedizinern und Geistheilern und vielleicht noch Psychotherapeuten. Es ist zwar schon vorgekommen, dass Krebs allein durch Geistheilung verschwunden ist, aber das ist nicht die Norm.

Die meisten Klienten, die ihren Krebs überwunden haben, haben mehrere Methoden angewandt: Geistheilung, Naturheilkunde und Selbsthygiene. Letzteres ist das Befreien von krankmachenden Prozessen, das auch mit Medikamenten unterstützt werden kann.

Inwiefern kann Geistiges Heilen die Entschlackung des Körpers unterstützen?

Ich glaube, diese Frage habe ich schon mehrfach in anderen Zusammenhängen mitbeantwortet. Schlacken bilden sich grundsätzlich dann, wenn der Körper aus irgendwelchen Gründen nicht mehr in der Lage ist, über die Stoffwechselprozesse alles, was giftig oder unbrauchbar ist, nach außen zu bringen. Diese Schlacken lagern sich dann im Körper ab und verursachen ablagerungsbedingte Erkrankungen.

Auch hier kann ein Geistheiler sehr viel leisten, indem er energetische Informationen in die Organe schickt, die für Entschlackung, Entgiftung und Ausscheidung zuständig sind. Bei diesem Vorgehen stehen die Ausscheidungsorgane an erster Stelle, aber manchmal spielt auch die Schilddrüse eine überragende Rolle, denn die Hormone, die in der Schilddrüse produziert werden, können die Stoffwechselprozesse sehr stark beeinflussen. Also sollte in diesem Zusammenhang auch die Schilddrüse mitbehandelt werden.

Allerdings behandelt der Heiler nicht das Organ direkt, sondern die Informationen, die zu diesem Organ fließen, und die kommen in diesem Fall aus dem Halschakra. Das blaue Licht des Halschakras, das ja auch die Farbe der Ausdehnung und der Klarheit ist, hilft also beim Ausscheiden.

Was ist bei einer Behandlung zu tun, wenn Sie einige Tage wirkt, und dann kommt der Klient wieder?

Wenn dieses Phänomen auftaucht, und der Klient kommt mit der gleichen oder einer ähnlichen Krankheit wieder, obwohl er bei der Behandlung einen guten Erfolg erlebte, dann ist das ein sogenannter »Wiederkommer«. Das ist ein gefürchteter Klient bei allen Therapeuten, denn den Wiederkommer gibt es überall. Es ist ein Zeichen, dass der Fokus, der Verursacher der Krankheit noch nicht erkannt und neutralisiert ist. Man hat den Urgrund des Geschehens noch nicht gefunden oder bestimmte Zusammenhänge noch nicht verstanden.

Wenn die erste Heilung nicht anhaltend geholfen hat, sollte ein anderer Weg eingeschlagen oder zumindest noch etwas Zusätzliches unternommen werden.

Zum Beispiel hat der Mensch Schmerzen. Er bekommt ein Schmerzmittel, und es kann sein, dass das ausreicht, weil der Rest vom Körper selbst reguliert wird. Kommt der Klient mit den gleichen Schmerzen wieder, dann beginnt die wahre therapeutische Arbeit. Für mich beginnt als Erstes das Suchen nach dem Konflikt, denn erst wenn ich weiß, wer welche Probleme verursacht, kann die Therapie beginnen. Diese Konflikt- oder Ursachenforschung ist nicht jedermanns Sache.

Ich musste leider feststellen, dass viele Therapeuten eine mangelnde Ganzheitsschau haben. Mangelnde Ganzheitsschau heißt, ich kann nicht die Möglichkeiten der notwendigen therapeutischen Bandbreite erkennen, ich kann die Möglichkeiten nicht auf einen Nenner bringen. Um das etwas näher zu erläutern, bleiben wir beim Thema Schmerz.

Der Schmerz ist keine Krankheit, sondern ein Hilfeschrei zum Gehirn: Meine Funktion ist gestört. Es kann ein Organ sein, ein Wirbel, ein Muskel oder eine Funktion, die gestört ist. Wenn wir einen Knieschmerz nehmen, was sehr geläufig ist, so kann es sein, der Schmerz sagt, die Funktion ist gestört, weil das

Gelenk degeneriert ist und die Gleitflüssigkeit fehlt. Dadurch gibt es Reizungen, die schmerzhaft sind, es ist wie Sand im Getriebe, könnte man sagen. Es kann aber genauso sein, dass das Gelenk sich entzündet hat, dann haben wir eine Arthritis, eine entzündliche Gelenkform. Das muss unterschieden werden. Es kann aber auch etwas ganz anderes sein. Es kann sein, dass eine Reizung entsteht durch einen gestörten Bettplatz und somit die Funktion der täglichen Regeneration der Gelenke durch Erdstrahlen gestört wird. Das kann eine Wasserader oder ein Kreuzungspunkt sein. Es kann aber auch sein, dass das Bein, das Gelenk eine Fehlstellung hat. Es gibt viele Menschen, die O-Beine haben, oder die Hüftgelenke stehen anders als normal, wodurch es zu schmerzhaften Gelenkkapselerkrankungen kommt. Es kann aber auch sein, dass zum Beispiel Lymphgefäße nicht funktionieren, nicht richtig fließen. Um herauszufinden, woher der Schmerz kommt, müssen also viele Möglichkeiten in Betracht gezogen werden.

Was nützt es mir, wenn ich das Knie behandele und Salben auftrage, wenn ein Lymphstau der Verursacher ist?

Wir können noch weitergehen. Warum ist die Lymphe nicht in der Lage zu arbeiten? Wenn man erkannt hat, dass die Lymphe der Verursacher ist, ist man noch lange nicht beim Fokus. Denn es kann sein, das das Verhalten im Gesamtbewusstsein, mangelnde Freiheit, psychosomatisch die Lymphe bremst. Es können auch die Nerven sein, die durch Sturheit und Unbeugsamkeit so gereizt sind, dass sie die Steuerung der Versorgung des Knies nicht gewährleisten.

Als Heiler braucht man viel Erfahrung, wenn man den Fokus finden will. Man benötigt aber neben der Berufserfahrung auch den tiefen Wunsch zu ergründen, was denn nun wirklich hinter der Krankheit steckt.

Wie kommt der oder die Denkende zur Zuversicht? Die scheinen wir alle bei einer Krankheit ja zu brauchen?

Das hängt vom Bewusstseinszustand ab. Hier müssen wir Unterschiede machen. Einige Menschen sind gesund und andere krank, sogar bedrohlich krank, und doch hat jeder seine oder keine Zuversicht, und das hängt nicht von der Schwere der Krankheit ab. Zuversicht zu entwickeln hängt von unserer Herkunft ab, deshalb ist es wichtig, unsere Einstellung zum Leben zu beurteilen. Die Kraft, das Vermögen der Selbstbeurteilung unserer Person, ist sehr unterschiedlich, das eigene Aussehen, die Verantwortung, der Beruf und andere Faktoren tragen dazu bei, Selbstvertrauen zu entfalten. Daraus ein Rezept zu basteln, das für alle gilt, ist nicht möglich. Es geht nur, wenn man langsam und bewusst Selbsterkenntnis entwickelt. Das ist mehr als positives Denken. Dazu gehört an erster Stelle Mut und Vertrauen, gepaart mit Neugierde, Wissbegierde und einem Hinterfragen der eigenen Position.

Diese Eigenschaften helfen, unser Bewusstsein zu verändern, so dass Zuversicht entsteht.

Das geschieht, wenn wir erkennen, noch besser, wenn wir erleben, dass unser Vertrauen Selbstvertrauen erzeugt und unser Wirken Erfolg bringt. Die dadurch gewonnenen Erkenntnisse zeigen uns dann, dass unser Bemühen auch das Bemühen derer stärkt, die uns helfen wollen.

Zuversicht kann nur dann entstehen, wenn das Herzchakra stark ist und vorn und hinten einen guten Informationsaustausch zum Stirn- und Scheitelchakra hat.

Solche Messungen bieten dem Heiler Einblick in das Vertrauen und die Zuversicht seiner Klienten, und wir sollten niemals vergessen, dass sie die Basis jeder Heilung sind.

Entscheidet der Seelenplan über den Zeitpunkt des Lebensendes, oder haben wir Gestaltungsspielraum?

Wir haben unseren freien Willen, und den können wir nutzen, um unseren Lebensweg harmonischer, gesünder und friedvoller zu gestalten. Das verlängert allein noch nicht unsere Lebensspanne, denn die hängt von vielen anderen Faktoren ab. Dazu ist Erkenntnis notwendig oder zumindest ein Bemühen nach Erkenntnis. Wir sollten den Sinn des Lebens ergründen und zusammen mit Selbsterkenntnis unseren Weg suchen.

Erkennen Sie, wie großartig die erschaffene Welt mit all den Erscheinungsformen Ihnen Ihr Leben ermöglicht. Versuchen Sie in allen Erlebnissen, das Wohin und Woher zu erkennen, den tieferen Sinn. Nur so verbessern Sie ihren Gestaltungsraum. Der schwierigste Part für unsere körperliche Lebensqualität sind unsere Gene, unser biologisches Erbe. Doch auch hier haben wir Möglichkeiten, den Takt und die Laufzeit unserer Lebensuhr zu beeinflussen. Wobei das nicht ins Unermessliche geht, denn alle biologischen Formen haben eine bestimmte Altersgrenze, die nicht überschritten werden kann. Das liegt nur zum Teil an dem biologisch vererbten Teil, vielmehr ist es von der Schöpfung so angelegt, damit wir nicht ewig im biologischen Sinne unter gleichen Bedingungen leben. Der Sinn des Lebens funktioniert einfach besser, wenn wir immer wieder neu starten und nicht die alten Erinnerungen, die wir überwunden haben, bewusst mitschleppen müssen. Daher setzt auch nach jeder Inkarnation eine neue Besinnung ein, und das Alte wird vergessen. Es schlummert zwar noch in uns als Talent oder Unvermögen, aber es ist uns unbewusst.

Diese Unterdrückung ist sehr wichtig, damit wir nicht zu sehr wegen dem Blödsinn leiden, den wir im vergangenen Leben angerichtet haben. Das ist der Grund für die Lebensbegrenzung aller Lebewesen. Wir gehen also, wenn wir wiederkommen, unbewusst in ein neues Leben. Unser höheres Bewusstsein weiß ganz genau, was es zu lernen hat und in welchem Bereich das Bewusstsein angehoben werden soll.

Medialität bietet uns eine Möglichkeit, hineinzuschauen, unser körperliches Bewusstsein anzuheben und Verbindung mit der Geistigen Welt, mit der Schöpfung aufzunehmen.

Als Heiler habe ich erkannt: Für Gott ist alles möglich. Es ist der Geist, der den Körper baut. Es gibt keinen bestimmten Plan, der unser Leben verlängert. Im Leben wird uns nichts geschenkt, auch nichts vorgesagt, denn wir müssen selbst entscheiden, wie und was wir in der Schöpfung mitgestalten.

Wir sind hier, um unser Wissen, unser Bewusstsein und auch unseren Körper zu vervollkommnen.

Was passiert mit einer Seele, wenn sie das Höchste erreicht hat? Kann sie dann nicht mehr inkarnieren?

Die Frage beinhaltet: Ich habe keinen freien Willen, ich kann nicht mehr machen, was ich will, kann nicht mehr inkarnieren. Wir können hier auf Erden nur ein bestimmtes Programm der Schöpfung erfüllen. Nämlich, ein Bewusstsein zu entwickeln, das die Möglichkeit hat, sich mit dem höheren Bewusstsein der Schöpfung auseinanderzusetzen.

Irgendwie sind uns hierbei Grenzen gesetzt, weil unser Heimcomputer, unser Gehirn, nur auf vier Dimensionen angelegt ist, das Raum-Zeit-Kontinuum. Meinungen aus der Metaphysik und auch mathematische Modelle gehen davon aus, dass das Universum zwölf Dimensionen hat. Das göttliche Bewusstsein, der Weltengeist ist multidimensional.

Wir haben nur einen Teil der Multidimensionalität in uns. Doch wir sind Abgeordnete des göttlichen Bewusstseins. Mit unserem Bewusstsein und der Seele als Helfer inkarnieren wir und sind dann Lernende in einem physischen Programm der Schöpfung. Wenn wir hier auf dieser Ebene unsere Aufgaben erfüllt und das Höchstmögliche herausgeholt haben, was dem Bewusstsein im menschlichen Organismus möglich ist, haben wir die Hochschulreife erreicht, und dann gibt es für uns andere Aufgaben in der Schöpfung.

Man weiß von hochkarätigen medialen oder weisen Menschen, die uns sagen, dass immer wieder mal Seelen inkarnieren, obwohl sie nicht mehr die Notwendigkeit dazu haben. Sie wirken zum Wohle der Menschheit in bestimmten kollektiven Gruppen als Unterstützer, sie wirken an der Entwicklung und Gesetzgebung mit. Sie helfen den Menschen im individuellen und kollektiven Bewusstsein.

Was die Menschheit in den letzten Jahrhunderten erreicht hat ist erstaunlich, wir befinden uns in der vierten Industriegesellschaft mit unwahrscheinlich vielen Erkenntnissen und Errungenschaften. Wir haben unsere eigenen Gesetze entworfen, haben die Naturgesetze ergründet und vieles mehr. Das alles wurde von Menschen mit unterstützt, die schon in den letzten Reinkarnationen dabei waren oder es auf andere Weise aus dem Geist empfangen haben. Irgendwann werden dann vielleicht auch wir für andere Wesen die geistige Führung übernehmen oder in der Schöpfung in anderen Bereichen tätig werden. Vielleicht werden einige von uns Geistführer für andere, die noch viele Reinkarnationen vor sich haben. Mein Geistführer sagte mir dazu: Die Aufgaben für uns Seele-Geist-Wesen sind genauso vielschichtig wie eure beruflichen Tätigkeiten auf Erden, nur völlig anders.

Wir sind ein auf Unendlichkeit und Ewigkeit angelegtes Wesen mit Bewusstsein, aber unser Bewusstsein hier auf Erden ist völlig anders als das allumfassende Bewusstsein der Schöpfung. Allerdings scheint diese unsere menschliche Entwicklung für die Schöpfung von großer Wichtigkeit zu sein, denn Gott liebt uns, und *das ist nicht nur eine Floskel.*

Wie kann ich anderen helfen, falsche Glaubenssätze aufzulösen?

Als Erstes möchte ich sagen: Glauben ist zwar kein Wissen, aber ohne Glauben erlangen wir kein Wissen.

Wenn ich glaube, einen bestimmten Weg einzuschlagen zu müssen, um ein Ziel zu erreichen, bekomme ich nur dann Gewissheit, ob ich mit meinem Glauben richtig lag, wenn ich den Weg des Glaubens verfolge. Das ist der Weg der Erkenntnis über Glauben und Vertrauen zu sich selbst.

Unser größtes Problem, das wir mit dem Glauben haben, ist, wenn wir unseren Glauben auf andere übertragen und fremden Absichten Vertrauen schenken. In einem solchen Fall bildet sich schnell eine Meinung, doch Meinen und Glauben sind Strukturen in unserem Denken bar jeder Gewissheit. Glauben und Meinen kann für uns nur zu einer Realität werden, wenn wir durch Erkenntnis und Selbsterfahrung davon überzeugt werden. Falsche Glaubenssätze entstehen immer dann, wenn wir an das Wissen anderer glauben. Doch weil das Glauben ein Meilenstein auf unserem Weg der Erkenntnis ist, sollten wir hinterfragen, wo es uns an Wissen fehlt. Und wenn Sie danach leben, werden Sie erkennen, wo Sie Ihre Wissenslücken haben.

Glauben kann aber zum Wissen führen, wenn wir unseren Glauben hinterfragen. Warum glaube ich, was andere mir sagen, warum vertraue ich auf die Meinung anderer und glaube, dass sie wissen? Durch das wiederholte Fragen können Sie Ihre Wissenslücken aufdecken und auch erkennen, warum das so ist. Wenn Sie durch Hinterfragen Ihr ganzes defizitäres Wissen aufdecken und danach leben, werden Sie vertrauenswürdig.

Welche Bedeutung hat Vergebung in unserem Leben?

Wir haben normalerweise nicht erlernt, wie wir mit den schrecklichen Bildern, den Vorstellungen, die uns andere zugefügt haben, umgehen sollen. Vielleicht schaffen Sie es, Bilder aus dem Kopf herauszubekommen, aber wir haben auch eine Gefühlswelt, und wie wir in ihr eine Vergebung erreichen, hat uns niemand gesagt. Es gibt auch kein Allheilrezept, das bei allen Menschen in die Vergebung führt.

Vergebung muss aus dem Kopf und aus dem Herzen kommen. Aber nicht durch »du musst«. Mit Befehlsbegriffen kommen wir garantiert nicht weiter. Jeder Mensch kann nur aus eigener Kraft in sich die Lösung finden und muss seine Fähigkeit zur Vergebung selbst entwickeln.

Ein möglicher Weg besteht darin zu hinterfragen, warum der Betreffende mir das angetan hat. Ein anderer Schritt könnte sein, dass ich zu denen, denen ich etwas vergeben möchte, sage: Du musst noch viel lernen, damit du nicht andere Menschen verletzt. Mit diesen Worten kann ich ihm mein Problem ohne Hass und Vergeltung zurückgeben. Wir sollten aber beachten, dass nicht jeder Mensch mit Klugheit und Vernunft gesegnet ist und seine Handlungen auch erkennt.

Viele Menschen sind auf diesem Gebiet unerfahren und können sich nur schwer ändern. Aber Aufklärungen helfen, Beschimpfungen kaum. Sagen Sie: Du musst noch viel lernen, sonst bekommst du immer wieder Ärger mit anderen Menschen.

Das ist gelebte Vernunft. Aber um diese Großzügigkeit in sich zu entwickeln, anderen zu vergeben, sind noch andere menschliche Qualitäten gefragt. Versuchen Sie herauszufinden, ob Sie nicht selbst zum Konflikt beigetragen haben und deshalb verletzt wurden. Hinzu kommt, dass jedes Erlebnis, und wenn es noch so dramatisch ist, einen tieferen Sinn haben kann.

Opfer und Täter haben oft etwas gemeinsam, nicht in Tat und Reaktion, aber vielleicht gibt es im Konflikt und in den Umgangsformen für sie etwas zu lernen, das für beide Seiten einen Gewinn bringen könnte? Nur durch Selbsterkenntnis und durch Fragen wie: »Warum passiert gerade mir das?«, kommen sie in eine Versöhnung. Die Konsequenz, Versöhnung auszusprechen, geht dann einher mit Verzeihen, und beides sind Grundpfeiler der Liebe. Zu erkennen, wann darf ich Vergebung aussprechen und verzeihen, ist ein wunderbarer Prozess, der zur Selbsterkenntnis und zum höheren Bewusstsein führt.

Sie sagen, Vergebung hat etwas mit Liebe zu tun. Können Sie mir das etwas genauer erklären?

Der Mensch, der allumfassende Liebe in sich trägt, wird den Weg der Vergebung immer finden. Wie ich schon sagte, kann die Vergebung, auch wenn wir in der allumfassenden Liebe sind, nach strengen Maßnahmen handeln. Wir können jemandem vergeben, indem wir ihm eine Aufgabe stellen. Das wird im Allgemeinen in der demokratischen Rechtsprechung so gemacht. Man nennt es nicht Vergebung, man sagt Bewährung dazu. So können wir erfahren, wenn der Betreffende sich bewährt hat, ob er würdig ist, dass ihm vergeben wird. Hat er dazugelernt, seine Torheit erkannt und Teile seiner Unvollkommenheit überwunden? Man benötigt eine gewisse innere Größe für diesen Schritt, anderen Bewährung zu erlauben. Liebe ist etwas Gebendes, Bewährung ist eine Aufgabe. In der Bewährung geht es darum, menschliches Denken und Handeln in vernünftige, achtsame Bahnen zu lenken. Es geht im Weitesten darum, die Gesetze einzuhalten, die wir in der Schöpfung haben.

Wir kennen die Naturgesetze, die wir nur einhalten können, wenn wir die Natur lieben. Wir haben noch die moralischen Gesetze. Auf die muss sich ein Mensch, der vergeben will, im Umgang mit anderen Menschen gut verstehen. Und vergeben kann man nur, wenn man die Menschen liebt.

Dann haben wir noch die von uns Menschen gemachten Gesetze. Diese sind eher Erziehungsmaßnahmen, um Menschen schneller zur Vernunft zu bringen oder durch Strafandrohung vorsichtiger zu machen. In dieser Rechtsprechung findet man den Begriff der Liebe so gut wie gar nicht.

Wie kommen wir aus dem Materialismus heraus, wie sehen Sie die menschliche Entwicklung?

Die Entwicklung des Menschen verläuft in Wellen, in Epochen. Kulturen kommen und gehen wieder. Unsere Aufgabe als Menschheit im Ganzen besteht zurzeit darin, unser Denken, unseren Verstand, unser Bewusstsein anzuheben. Wir sind als Menschen selbsterkennende Wesen, wir erkennen uns selbst und wir können uns auch selbst beurteilen, wie gut oder schlecht wir sind, wenn wir den Mut dazu aufbringen. Ich sehe unsere gegenwärtige Aufgabe darin, dass Höchstmögliche zu erbringen, was unser Gehirn als Leistung hergibt. Auf diesem Weg befinden wir uns in einer sehr beschleunigten Epoche.

Es hat mit den Erkenntnissen begonnen, die uns vor ein paar Jahrhunderten Erfinder geliefert haben: Mikroskop,

Fernrohr, physikalische Messgeräte, mit denen wir Elektrizität und Magnetismus und vieles mehr messen können. Diese Grundlagen führten dazu, dass eine gewisse Expansion an Erkenntnissen über die Naturgesetze entstand.

Wir wissen heute sehr viel mehr darüber, wie man mit der Materie umgeht. Die damit verbundenen Erkenntnisse verführen viele Menschen – mit dem Erfolg, dass wir in allen Bereichen Maschinen und Computer für uns denken lassen. Und weil das so großartig funktioniert, hat leider der Mensch vergessen, dass Erkenntnisse und Denken auch etwas mit Moral und Ethik zu tun haben sollten. Wir sonnen uns in den technischen Errungenschaften, und viele Menschen, die eine hohe wissenschaftliche Leistung erbringen, vernachlässigen den Geist, das höhere Bewusstsein in uns, das wir mit Moral und Ethik und Menschlichkeit beschreiben.

Weil das vernachlässigt wird, verführen uns die technischen Dimensionen. Besonders verführerisch ist die Datenverarbeitung, sie ernüchtert unser Verhalten und stärkt das Ego. »Ich habe dies herausgefunden, ich habe jenes entdeckt, ich weiß, wie das geht, ich arbeite mit Künstlicher Intelligenz.« Solche Erklärungen machen den Menschen stolz und gefühlsarm. Weil Maschinen keine Moral, Ethik und Liebe kennen, sind alle getroffenen Entscheidungen seelenlos.

Wenn Sie einen Menschen, der ethische und moralische Werte hoch einschätzt, fragen, was er geleistet hat, würde er den Satz nicht mit »Ich« beginnen, sondern eher sagen: »Es freut mich, dass ihr zufrieden seid mit dem, was ich erreicht habe.« Die Technokraten in unserer Welt manipulieren die Umwelt, weil sie ganz bewusst die technischen Errungenschaften dafür einsetzen, sich zu beweisen. Das »Heilmittel« technischer Fortschritt ist unser größtes Problem, wir entmündigen uns in der menschlichen Vernunft. Moral, ethische Begriffe und Liebe werden nicht an erste Stelle gesetzt.

Die Menschheit steht zurzeit am Scheideweg, auch wenn zurzeit noch keine klaren Perspektiven zu erkennen sind, wie wir aus dem Technischen herauskommen. Viele Wissenschaftler bemühen sich, entwickeln neue Denkweisen, doch es wird noch weiter technisch aufgerüstet, mit noch mehr Sendemasten, noch mehr chemischer Verseuchung. Das sind Entwicklungen, die weitab von menschlicher Vernunft liegen. Maschinen können unsere Erde, die uns das Brot und das Leben gibt, nicht ehren. Deshalb sehe ich auf dieser Ebene die größte Herausforderung für die Menschheit.

Wie die Entscheidungen ausgehen werden, kann ich nicht sagen, doch bisher hat die Menschheit noch immer die Kurve gekriegt. Denken wir an die schon lange schwelende Gefahr eines Atomkriegs. Hätte er stattgefunden, wären wir in der Steinzeit gelandet. Aber es gibt genügend vernünftige Menschen, die in riskanten Momenten kraftvoll versuchen, einer brisanten Situation Einhalt zu bieten. Es kann nicht weitergehen ohne eine Weltordnung, die den Menschen in den Mittelpunkt stellt, und ich vertraue darauf, dass das menschliche Bewusstsein, dass unsere Entwicklung eine gute Zukunft hat.

Was ist der Unterschied zwischen mental und sensitiv?

Wir haben drei Sinnesebenen. Die ersten beiden sind das Tagesbewusstsein mit unseren fünf Sinnen und die außersinnliche Wahrnehmung. Das sind Empfindungen, Ahnungen, die ein wenig durch Wunschvorstellungen und Ideen geprägt sind. Beide Seiten, das mentale Bewusstsein und unsere Ahnungen, können unterschiedlich stark ausgeprägt sein. Mentale Stärke entsteht, wenn das Einfühlsame, die Empfindungen und Ahnungen, nur schwach vorhanden sind. Der sensitive Mensch lebt stärker in Empfindungen, er wird stärker von Gefühlen getragen. Ideal wäre ein ausgeglichenes Potenzial, ein trautes Zusammenwirken, das auch Intuition und Inspiration bei Entscheidungen zulässt.

Dann gibt es aber noch die dritte Ebene, denn das Tagesbewusstsein mit den fünf Sinnen und unsere unbewussten außersinnlichen Wahrnehmungen erschaffen beide zusammen das Überbewusste. Nur in der Symbiose von *bewusst* und *unbewusst* kommen wir in den Bereich, der uns erlaubt, Kontakt aufzunehmen zum Ewigen Jetzt, zur Zeitlosigkeit in den geistigen Dimensionen. Wir können auch sagen, dass wir durch unsere Wahrnehmung die Grenzen überschreiten und Informationen aus dem Leben spendenden Geist empfangen. Doch über eines sollten wir uns im Klaren sein: Unser Intellekt, unser Denken, kann nur durch das Sensitive in uns die Brücke zum höheren Bewusstsein bauen.

Viele spirituelle Kanäle und Medien machen uns Mut, dass wir uns selbst schnell heilen können durch technisches Wissen und Datenverarbeitung. Ist der Beruf Heiler also überhaupt noch erforderlich?

Wie kann man nur so eine Frage stellen? Ohne Lehrer und Heiler kommt die Menschheit nicht weiter. Lehrer und Heiler hat es immer schon gegeben. Sie sind die wichtigsten Vertreter, um uns Menschen zu führen, sie zeigen uns, wie wir über die Runden kommen. Ihre Frage kommt aus dem technischen Denken, aus der Meinung, dass man mit der Technik Leben verändern kann. Heilen hat jedoch etwas mit Ganzheit zu tun, damit, etwas heil zu machen, in Homöostase und Ausgeglichenheit zu bringen. Wenn wir einen Menschen heilen wollen, sollten wir ihm nicht sagen, wie er raffiniert durchs Leben kommt, sondern wie er sein Leben vernünftig gestalten sollte. Jeder Therapeut hat seine Aufgabe und sollte sich dem Menschen auch als Lehrer zeigen, insbesondere sollte er vermitteln, wie man mit seinen Gefühlen umgeht. Kein Computer kann die Bedürfnisse, Sorgen und Gefühle eines Menschen analysieren, und deswegen kommt der Mensch ohne Ärzte, Psychologen, Heiler und Physiotherapeuten auch nicht aus. Weil viele Menschen noch kein Wissen darüber haben, was das Leben mit ihnen vorhat, benötigen sie Hilfe. Das hat nichts mit Dummheit zu tun, denn wer kennt schon den Sinn seines Lebens?

Geistheiler haben zusätzlich die Möglichkeit, mit ihren Freunden aus dem Jenseits, aus der Geistigen Welt, den Menschen in seinen tiefsten Bewusstseinsschichten zu erfassen. Heiler haben die Kräfte der ansteckenden Gesundheit. Wenn wir Heiler in uns selbst in Harmonie sind, können wir diese Harmonie auf andere übertragen, denn der Mensch muss sich in unserer Nähe wohlfühlen. Wenn er sich wohlfühlt, kommt er eher zu Vernunft und Erkenntnis, seiner *eigenen* Vernunft und Erkenntnis.

Heiler kennen die Möglichkeit, Dinge in Ordnung zu bringen, die aus dem Bewusstsein kommend psychosomatische Erkrankungen hervorrufen. Dazu gehören auch Sorgen, Nöte und traumatische Erlebnisse, die erst später einen Niederschlag im körperlichen Geschehen finden. Außerdem gehört dazu, die Kraft der Selbstregulierung, der Selbstheilung wieder anzuregen. Eine Maschine kann das nicht, und deshalb kann die Menschheit ohne Heilerinnen und Heiler niemals existieren.

Ein Heiler muss auch mit der Zeit gehen, er sollte immer sein Wissen auf dem neuesten Stand der Heilkunde halten. Deswegen versuche ich unser Denken in der »Schule der Geistheilung nach Horst Krohne« aus der Kiste der Esoterik herauszuholen. Wir sind keine Esoteriker. Wer als Heiler mal erlebt hat, dass es Gesetze gibt, die wir noch nicht erforscht haben, zum Beispiel, was bei einer Spontanheilung geschieht, der kann den Vorgang zwar nicht erklären, aber er weiß aus Erfahrung, dass es *möglich* ist. Dieses Wissen und seine Erfahrung heben sein Bewusstsein an. Dadurch entsteht ein Vertrauen in die dem Leben innewohnende Kraft, das ansteckend ist und sich auf andere Menschen übertragen lässt.

Lebt die Seele in der Zeit, und lebt der Geist in der Zeitlosigkeit?

Die Zeit ist scheinbar ein wichtiger Faktor dabei, wie wir die Schöpfung wahrnehmen. Wir können im täglichen Leben nur das wahrnehmen, aus dem wir selbst bestehen, also Materie. Die Physiker sagen uns aber: Materie gibt es gar nicht, es ist alles Energie. Demnach wäre die Materie so eine Art kristallisierte Energie, die dann von uns als Materie wahrgenommen wird.

Weil wir mit unserem Denken an Materie und Energie gebunden sind, können wir nur diese wahrnehmen. Das ist der eine Faktor. Der zweite Faktor ist das Zeitlose in der geistigen Schöpfung, das Ewige Jetzt. Das Ewige Jetzt können wir nicht verstehen, weil in den Bereichen, in denen wir mit unseren fünf Sinnen existieren, alles seine Zeit hat. Wir können das Zeitlose erfahren, wenn wir mit Teilen unseres Bewusstseins gelernt haben, das Physische, unseren Körper, zu verlassen, aber das geht nur, wenn wir die Seele zu Hilfe nehmen. Das nennt sich dann Seelenreise. Ein alter Begriff dafür ist Astralreise, was wiederum Sternenreise heißt und bedeutet, den Planeten zu verlassen und mit dem irdischen Bewusstsein und seiner Seele eine wahrnehmbare Verbindung einzugehen.

Nur so – durch die innere Kontaktaufnahme vor der Seelenreise – können wir die vier Dimensionen verlassen und mit unserem Körper dabei an Ort und Stelle bleiben. Mit der Seele oder über die Seele gelangen wir dann in eine Art Parallelwelt, die unsere Welt durchdringt. Es ist eine andere Welt mit anderen Erscheinungsformen, die nur jemand beschreiben kann, der gelernt hat, Seelenreisen durchzuführen.

Und noch etwas bedarf es bei einer Seelenreise – der Freiheit der Seele. Die Seele muss frei sein. Die Seele ist ein Vermittler zwischen Geist, Unendlichkeit, Ewigem Jetzt und unserem physischen Sein. Die Seele kann hin und her wechseln, sie hat es gelernt, es ist ihr Naturell. Sie vermittelt von oben nach unten und von unten nach oben, und das alles in Jetztzeit. Die Zeit ist in unserer Welt die vierte Dimension und gleichzeitig das Tor zur Zeitlosigkeit, und die Seele beherrscht diese Multidimensionalität. Um die Zeitlosigkeit mit der Seele zusammen zu erfahren, muss das irdische Bewusstsein frei sein von irdischen Eindrücken. Wenn wir die Zeit, die vierte Dimension, abstreifen, können wir als Seelenreisende von der Gegenwart in die Zukunft und in die Vergangenheit wechseln.

In unserem Schulungsprogramm haben wir entsprechende Methoden entwickelt, die es ermöglichen, den Faktor Zeit als Heilbeschleuniger einzusetzen. Das geht nur mit der Seele oder über die Seele, niemals aus unseren Denkprozessen, unserer Logik heraus, denn diese sind an die Erfahrungen gebunden, die wir in unserer Welt gemacht haben.

Auf den Reisen mit der Seele bekamen viele Menschen, die das wagten, Probleme, denn wenn wir das Zeitlose erfahren wollen, gibt es nicht nur keine Zeit, sondern es gibt auch kein Oben und Unten mehr, kein Rechts, kein Links, keine Schwerkraft. Die Multidimensionalität ist so erschreckend anders, dass viele meiner Schüler sich zurückzogen und sagten: Das mache ich nie wieder, weil ich dabei etwas erlebe, was ich mir nicht vorstellen und auch nicht beschreiben kann.

Irgendwann werden wir alle einen Bezug zur Zeitlosigkeit finden, aber einstweilen liegen unsere Aufgaben noch hier im Irdischen. Auch wenn in vielen Bereichen die geistigen Dimensionen viel komplexer sind, als wir uns vorstellen, lohnt es sich, den Weg einzuschlagen, denn diese Dimensionen werden einmal unsere Heimat sein. Dabei wird unser geistiger Anteil uns helfen, unser Gehirn zu trainieren. Und irgendwann werden wir den Prozess der Erleuchtung durchleben.

Sie haben gerade von zeitverändernden Techniken gesprochen, was verstehen Sie darunter?

Es gibt eine Heilmethode, bei der der Geistheiler unter bestimmten Umständen mit einer anderen Ebene oder höheren Dimensionen zusammenwirkt. Dabei kann er die Zeit in der Heilung auf zweierlei Weise verändern. Zum einen kann er in der Trance, aus sich selbst heraus heilen, mit seinem eigenen höheren Bewusstsein, seinem geistigen Anteil; auch da wirkt natürlich die Kraft *durch* ihn. Aber viele Heiler, die die Fähigkeit, das eigene höhere Bewusstsein einzusetzen, noch nicht haben, verbinden sich zur Veränderung der Zeit in der Meditation auch mit jenseitigen Helfern, mit einem geistigen Führer, um dann gemeinsam mit ihm dem Klienten zu helfen. Wenn es zu Kontakten mit höheren Dimensionen kommt, besteht eine hohe Wahrscheinlichkeit, die hier herrschenden Gesetze auszuhebeln.

Über die mentale Verbindung zu geistigen Lehrern habe ich in meiner Heilertätigkeit eine die Zeit verändernde Anwendungsmethode gefunden, die wir auch in der Schule der Geistheilung lehren. Eine Wirkung tritt allerdings nur ein, wenn der Heiler in seinem Denken überzeugt ist, dass die Zeit keine Konstante ist. Er muss es mit jeder Faser seines Seins *wissen* und ganz und gar davon *erfüllt* sein.

Wenn wir uns auf unsere Gefühle verlassen, spüren wir, dass es Phasen gibt, in denen die Zeit nur so dahin rinnt – oder aber gar nicht vergehen will. Doch jede Uhr zeigt uns, dass die Zeit eine physikalische Größe ist, eine Konstante. Was ist nun richtig? Die gefühlte Zeit des Kairos oder die gelebte Zeit des Chronos? Mit der Vernunft, die wir erworben haben, wird der Verstand immer sagen: Die Zeit ist eine Konstante. Aber wenn wir diese Ebene verlassen und in tiefere Bewusstseinsschichten eintauchen, in der Trance zum Beispiel, existiert die Zeit nicht mehr in den uns bekannten Abläufen.

Hat der Heiler die Überzeugung verinnerlicht, dass die Zeit keine Konstante ist, werden sich Spontanheilungen ereignen. Es ist kein leichter Weg, die geliebten zeitlichen Erfahrungen zu verlassen. Das geht nur, wenn wir in die unbewussten Schichten, in das Seelenbewusstsein eintauchen. Wir müssen dazu in der Heilung unsere logischen Gedankenmuster bezüglich der Zeit ganz beiseite lassen und völlig in der Gefühlswelt aufgehen. Begebe ich mich in Trance, kann ich in diesem Bereich Heilungsprozesse hervorbringen, die wesentlich schneller als die biologischen Prozesse ablaufen. Aber wie schon gesagt stellt das unser Bewusstsein vor einige Herausforderungen, und wir müssen das Vertrauen entwickeln, dass es überhaupt möglich ist, den Faktor Zeit zu verändern. Das geht am besten, wenn für Sie nicht der geringste Zweifel besteht, dass es die Geistige Welt gibt und für Gott *alles* möglich ist.

Die Verbindung zum Geist hilft mir auch dabei, an Informationen zu kommen und Menschen zu helfen, sich selbst zu finden, sich selbst zu heilen. Die Zeit zu verändern beginnt mit der Überzeugung, dass es *möglich* ist. Wir *können* die Überzeugung aufbauen, dass alle biologischen Systeme, jegliches Leben vom Geist erschaffen wurde, doch unsere Uhren sind von Menschen erschaffen. Alle Informationen des Lebens kommen nicht von dieser Welt, Leben kommt aus dem Geist. Wir sind geistige Wesen, und nur der geistige Informationsfluss ermöglicht Geistiges Heilen, bis hin zu biologischen Zeitveränderungen.

Wie schaffen wir es, unser Ego zurückzustellen?

Unser Ego müssen wir benutzen, jeder von uns braucht diese spezielle Kraft des Ego. Wenn ich sage: »Ich habe Hunger, ich habe Durst«, wenn es also um normale Bedürfnisse geht, ist das Ego angebracht. Unangebracht ist es hingegen, nur an sich zu denken, nicht für andere da zu sein. Wir brauchen eine gewisse Kraft der Selbsterhaltung, das ist das einfache Ego. Aber wenn das Ego mutiert, wird Egoismus daraus. »Ich an *erster* Stelle, *nur* ich und dann die anderen«, dieses Verhalten kann antrainiert sein. Doch es gibt Menschen, die sind wirkliche Egomanen, weil sie trotz ihrer menschlichen Schwäche mit dem Ego eine gewisse Macht ausüben, um auf diese Weise ihre Bedürfnisse zu befriedigen. Wir müssen also die notwendigen Bedürfnisse des Egos zulassen und jede Übertreibung eliminieren. Das geht nur, wenn wir das »Ich« in Gedanken weglassen und durch das »Wir« ersetzen. Das kann man trainieren, und dann verschwinden die harten egoistischen Bestrebungen, die wir erschaffen haben.

Bei wichtigen Entscheidungen, die immer wieder auftauchen, gelingt es uns, das Ego loszulassen, wenn wir ein Gemeinschaftsdenken entwickeln. Das Gute dabei ist: Wenn wir uns vom Ego zur Gemeinschaft hin orientieren, fördert das unser Denken in Richtung Weisheit. Weisheit ist der Gegenpol des Egos, aber Weisheit ist auch gelebtes Wissen, und beides brauchen wir zum Leben. Wir können lernen, wie wir mit unserer Macht umgehen, ohne andere Menschen zu erniedrigen.

Hat jeder Mensch einen Geistführer? Und wie kann ich herausfinden, wer mein Geistführer ist?

Jeder Mensch hat einen Schutzengel, sagen uns spirituelle Lehrer. Dass wir als Menschen eine Art Engel haben, der uns in kritischen Situationen führt, haben viele Menschen bereits erfahren und dadurch Glück im Unglück erlebt. So ist es auch mit einem Geistführer. Wir haben alle einen Geistführer, manche nennen ihn auch ihre Innere Stimme. Ob Innere Stimme oder Geistführer, diese Instanzen passen sich unserem Wissen, unserem Denken und unseren Erfahrungen an, damit wir gewarnt werden bei dem, was wir tun. Es gibt Menschen, die spontane Durchsagen bekommen: »Tu das nicht, lass das.« Die meisten hören den Geistführer nicht, weil ihnen noch niemand gesagt hat, wie es geht, oder sie hören die feine Stimme des Geistführers nicht, weil sie nicht an seine Hilfe glauben. Ohne Erfahrung im Alpha-Zustand, in der Meditation, haben wir es schwer, einen bewussten Kontakt aufzubauen.

Es gibt aber noch ein Problem: Wir haben alle einen menschlichen Körper, doch wir machen alle unterschiedliche Erfahrungen. Das liegt an unserer Herkunft und an der Anzahl unserer Reinkarnationen als Mensch. Soweit ich in meinen Durchsagen erfahren habe, geht unsere Seele zusammen mit dem Geistführer durch etwa achtzig bis hundertdreißig menschliche Leben, bis sie die höchste Stufe des Menschseins erreicht hat. Erst dann haben wir das, was wir Erleuchtung nennen, die höchstmögliche Bewusstseinsstufe, erreicht. Unser Bewusstsein ist dann in einem totalen Gewahrsein. Davon sind die meisten Menschen weit entfernt. Es gibt viele junge Seelen, die erst wenige Leben hinter sich haben. Sie besitzen vielleicht ein trainiertes Gehirn, aber mit ihrem noch geringen Wissen kommen sie nicht in den Genuss außersinnlicher Erfahrungen. Dazu braucht man sehr viel Erfahrung in vielen Leben, und in den ersten Zyklen bekommt man keinen bewussten Zugang zum Geistführer.

Im Laufe von vielen Durchsagen aus der Geistigen Welt habe ich erfahren, dass wir die unterschiedlichen Reinkarnationen in vier Gruppen einteilen sollten:

1. Gruppe – *junge Seelen;*
2. Gruppe – *höhere Seelen, die schon gelernt haben, Vernunft zu entwickeln;*
3. Gruppe – *hoch entwickelte Seelen: Menschen, die füreinander denken und handeln und die auch in der Lage sind, die Menschheit zu führen;*
4. Gruppe – *Die Endphase ist geprägt durch den Dienst am Kollektiv; es sind nur noch wenige Leben bis zur Erleuchtung. Das Tragische an dieser Gruppe ist, dass wir die Menschen, die Erleuchtung erreicht haben, nicht mehr als lebende Menschen wiedersehen. Sie können uns höchstens noch als Geistwesen helfen und auf diese Weise zur Seite stehen.*

Wir sind alle Geistwesen und erfahren die Unterstützung von Schutzengeln von Anfang an. Auch wenn ein Mensch noch ganz am Anfang steht, also erst durch wenige Leben auf diesem Planeten gegangen ist, schließt das nicht aus, dass er bereits eine vertrauensvolle Beziehung zu einem geistigen Führer entwickelt hat.

Aufgrund meiner Erfahrung mit Schülern, die bei mir Veranstaltungen belegt haben, würde ich sagen, dass etwa ein Fünftel aller Teilnehmer so weit ist, den Kontakt zur Geistigen Welt bewusst herbeizuführen. Sprechkontakt zu geistigen Führern bekommen wir aber erst in den letzten Etappen, wenn wir bereits weit über die Hälfte der Reinkarnationen hinter uns haben.

Dass es bis zu unserer Erleuchtung zwischen achtzig und hundertdreißig Leben dauern kann, kommt daher, dass uns Menschen der freie Willen gegeben wurde, und den können wir so einsetzen, dass wir spontan und mit voller Kraft durch unsere Leben gehen – oder eben etwas bedächtiger.

Vom Sinn und Unsinn beim Geistigen Heilen

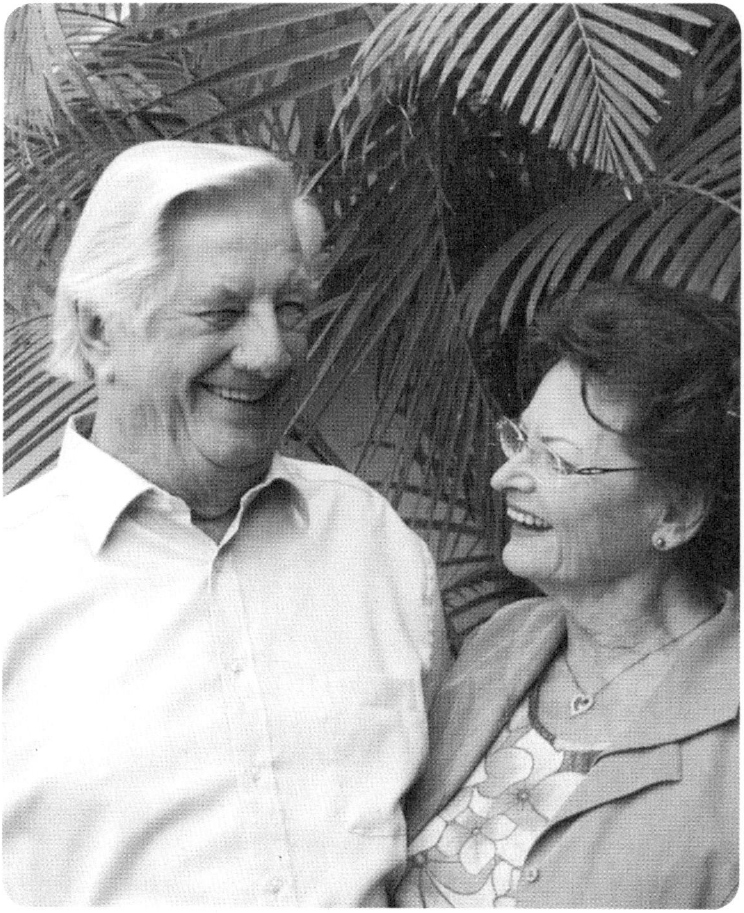

Glauben und Wissen

Einen Weg einzuschlagen, um spirituelles, neues Bewusstsein zu erwerben, das geht nur über das Ergründen und Sinnfinden im Hinblick auf Motive und Bedürfnisse und über die Worte, die wir wählen. Dazu gehören so bekannte Ansätze wie: Was ist Geist? Was verstehen wir unter Seele? Was ist der Sinn des Lebens? Woher kommt die Intuition? Wie entsteht außersinnliche Wahrnehmung? Und vieles mehr. Als Erstes möchte ich der Frage nachgehen: Macht es Sinn zu glauben oder liegt im Glauben Sinn? Beachten Sie dabei: Glauben ist kein Wissen. Als Heiler gehe ich immer davon aus, dass bestimmte Worte, Begriffe und Redewendungen zum Heilerfolg beitragen können, doch in welchem Zusammenhang stehen sie zu Not oder Krankheit? Kennt der Hilfesuchende die Kraft des Glaubens im Zusammenhang mit seiner Not? Wie der Kranke Informationen aufnehmen wird, hängt ganz sicher von seinem Wissensstand ab. Aber mit dem Wissen ist das so eine Sache: Ist es Wissen oder nur Meinung, oder sogar nur Glauben? Deshalb möchte ich diese zwei Begriffe zueinander in Relation setzen.

Was ist Wissen? Wissen entsteht durch wahrgenommene Information. Wahrnehmung führt zu wahrhaftigem Wissen. Wenn ich zum Beispiel wahrnehme, dass die Sonne scheint, dann ist der Sonnenschein wahres Wissen. Lese ich einen Text, in dem Wahrnehmungen beschrieben werden, weiß ich nicht, ob es wahr ist, denn es ist kein unmittelbares Erkennen. Solange über Wissen nur gesprochen wird, muss es nicht die Wahrheit sein, es kann nur eine Meinung sein oder sogar nur Glaube. Glauben ist kein Wissen. Wer etwas glaubt, orientiert sich an etwas, das nicht bewiesen ist. Somit ist Glauben Fantasie, denn zu glauben lässt sich nicht am Wissensbegriff messen.

Doch wie sagt man? »Der Glaube kann Berge versetzen.« Aber das ist dann der Glaube an mich selbst, an das eigene Können und Wissen, wenn ich zum Beispiel fest davon überzeugt bin, dass mein Glaube mir geholfen hat. Wer aber nur eine Meinung hat, bekundet seine Lebenseinstellung zu einer bestimmten Sache. Eine Meinung zu haben, ist ein Hoffen auf Wahrheit. Wer Wissen über eine Sache hat, begründet Fakten seines Lebens, die weitgehend bewiesen sind. Wahrheit ist selbst erworbenes Wissen, ist gelebte Information. Daraus ist zu schließen, dass die Qualität des Glaubens und der Meinung vom Wissen abhängt. Wissen überzeugt uns, dass etwas wahr ist, oder, anders gesagt, Wahrheit ohne Wissen gibt es nicht.

Erhalten wir durch Wort und Schrift Informationen über das Wissen anderer, ohne diese Informationen selbst gelebt zu haben, dann haben wir Kenntnis – wir kennen jemanden, der Wissen hat. Wollen wir uns das Fremde aneignen, müssen wir die Information durchleben und erfahren. Selbsterfahrung ist der einzige Weg zum Wissen. Versuchen Sie, die Informationen zu leben. Erst wenn Sie selbst eigene Erfahrung dazu sammeln, wird die Information zu Ihrem eigenen Wissen. Gehen Sie nicht den einfachen Weg, nur zu glauben oder zu meinen, ohne es zu wissen. Denn nur zu glauben oder zu meinen, ist kein Wissenserwerb und fördert auch nicht Ihre Vernunft.

Trotz Wissenserwerb und Erfahrung benötigen wir einen Glauben, aber wie oder was wir glauben, kann kritische Formen annehmen. Die meisten Menschen, die sich von den Massenmedien informieren lassen, glauben nicht, dass die Massen manipuliert werden, zum Beispiel weil machtbesessene pharmazeutische Konzerne nach einer Herrschaft im Gesundheitswesen streben. Und dennoch: Wenn wir die Entwicklung der Vergangenheit betrachten, wird unübersehbar, dass durch Lobbyisten und über wissenschaftliche Gutachten Not und Angst verbreitet werden. Selbst Politik und Krankenkassen werden in den Bann dieser Konzerne gezogen, quasi mit wissenschaftlichen Gutachten eingelullt: zum Beispiel beim Thema Impfpflicht. Das funktioniert nur, weil viele an diese Informationen glauben.

Solange uns vorenthalten wird, dass wir ein selbst regulierendes Bewusstsein haben, das in der Lage ist, den bestmöglichen Zustand unseres physischen Körpers hervorzubringen, solange wir glauben, nur die pharmazeutischen Produkte wären in der Lage, uns gesund zu erhalten, leben wir in einer Abhängigkeit. Gäbe es nur die genannten Faktoren, wäre es einfach, dagegen anzugehen, doch die breite Masse ist durch scheinbar wissenschaftliche Argumentationen entmündigt und nicht gewillt, diesem Treiben Einhalt zu gebieten. Denn der Mensch hat Angst, für sich allein zu entscheiden, er hat Angst vor seiner eigenen Entscheidungsfreiheit.

Alle wollen frei sein und selbst entscheiden, doch in Wahrheit sieht alles ganz anders aus. Die meisten Menschen wollen sich gar nicht um ihre Gesundheit kümmern, sie haben aus Unwissenheit Angst, für sich zu entscheiden. Sie glauben, Verantwortung gegenüber dem Partner, den Kindern, dem Beruf übernehmen zu müssen, und benutzen das als Entschuldigungsgrund dafür, sich nicht genug um ihren eigenen Körper kümmern zu können. Diese Einstellung führt dann dazu, dass sie das, wofür sie Eigenverantwortung übernehmen müssen, in andere Hände legen, »bitte heile mich«, und dadurch bleiben sie in der Abhängigkeit. Solange sie das tun, werden sie immer wieder die gleichen Probleme bekommen.

Es hat den Anschein, dass jeder über den andern Bescheid weiß und glaubt, genau sagen zu können, was für diesen richtig ist, doch man versucht nicht, die eigenen Probleme zu erklären und zu verstehen. Jeder Einzelne muss lernen, sein Leben in eigener Verantwortung, unabhängig von anderen zu leben. Als Heiler habe ich gelernt, dass wir durch Selbsterkenntnis in die Selbstverwirklichung kommen. Das bedeutet: Wir übernehmen für uns Verantwortung, und das macht frei. Wenn wir das Leben der anderen leben, das Leben einer Gruppe von Menschen, dann fühlen wir uns zwar wohl, doch wenn wir dabei unsere eigenen Probleme vernachlässigen, ist das garantiert nicht im Sinne unserer Entwicklung.

Es gibt keine Heilung für den, der sich nicht selbst heilen, sondern nur heilen lassen will.

Glaube ist die Essenz des Gewünschten. Wenn wir in Gedanken ein Idealbild unseres Selbst erschaffen, das uns stark, gesund und zufrieden zeigt, setzen wir damit jene Kräfte in Bewegung, die in uns wirken, um das zu verwirklichen, was wir sind oder sein könnten oder glauben, sein zu können.

Mit dem Glauben konstruieren wir aus unserer unsichtbaren Gedankensubstanz ein spirituelles »Ich«. Dieses Spirituelle Ich wird mit der Zeit den Körper beherrschen, seine Zellen formen oder umformen und zur Wirklichkeit werden. Wer einen schwachen Magen hat, schlechte Blutzirkulation oder irgendeinen organischen Defekt, sollte mit jeder zur Verfügung stehenden Kraft dagegen angehen. Wenn wir die geschwächte Funktion, das geschwächte Organ immer als krank und hilfsbedürftig im Bewusstsein herumschleppen, werden wir eine Genesung nicht erleben. Sehen Sie sich nie als Klient zwischen Medikamenten und Arzt, in einem unwürdigen Zustand, und sollten Sie von Zeit zu Zeit solche Vorstellungen haben, dann ändern Sie das! Wer sich aktiv, gesund und beweglich sieht, arbeitet immer an seiner Genesung.

Erwarte nie Krankheit und Schmerz für morgen! Mögen Krankheit oder Schmerzen heute noch so arg gewesen sein, für morgen erwarte Gesundheit und Kraft. Mit anderen Worten, glaube an deine Gesundheit, Kraft und Zufriedenheit. Es sollte zum wahren Tagtraum werden, *denn ein solcher Traum drückt viel besser den richtigen Bewusstseinszustand aus als Hoffnung und Erwartung.* Der Traum vollbringt weit mehr, als die Welt ahnt, und jeder Traum formt neue Gedanken. Traum und Gedanken sind das unbekannte Treiben in einem mächtigen unsichtbaren Reich, das unser Gesamtbewusstsein ausmacht. Daher träume so viel wie möglich, träume am Tage von Kraft und Gesundheit, dann wird auch der Gedanke bei Nacht die gleiche Region aufsuchen, den inneren Heiler stärken.

Glaube ist das Samenkorn aller Wunder. Aber wenn wir nicht aufpassen, kann der Glaube an uns selbst und an unsere Gesundheit verloren gehen. Wer nicht mehr an sich glaubt, ist verloren. Ihr innerer Heiler, Ihre Seele, Ihr Unbewusstes erhalten, heilen und regenerieren den gesamten Organismus in jeder Sekunde Ihres Lebens und freuen sich bei dieser vielschichtigen Aufgabe über jeden helfenden Gedanken. Der Körper bekommt neue Lebensimpulse, wenn Sie an ihn glauben, auch wenn Ihr Körper schwer angeschlagen ist. Selbst dann noch ist wahrscheinlich der allergrößte Teil in Ordnung. Machen Sie es sich zur Gewohnheit, Ihrem Körper Dankbarkeit und Bewunderung zu schenken. Das ist das beste Mittel für jede Heilung. Glauben Sie an sich. Wenn Sie das nicht tun, kann jede Krankheit ins Verderben führen. Wenn Sie sich darauf konzentrieren, Ihre Krankheit als ein Mittel zu sehen, altes verbrauchtes Material aus dem Organismus zu entfernen, unterstützten Sie damit die Arbeit Ihrer Seele und Ihres Körpers ungemein. Wenn Sie Krankheit nur als ein Übel verstehen, werden Sie unter der erdrückenden Last der Irrtümer zusammenbrechen. Betrachten Sie Ihre Seele, Ihr Unbewusstes als Freund und Helfer, dann werden Sie zu einem dankbaren Teil einer Gemeinschaft. Sie werden mit dem Körper und durch den Körper ein Leben lang Erfahrungen auf dem Wege zur Vollkommenheit sammeln. Ich wünsche Ihnen als Leser einen starken Glauben und gesunde Träume.

Es werden viele unsinnige Behandlungen durchgeführt, weil der Glaube an sich selbst beim Kranken nicht gestärkt wird. Das gleich gilt auch für den Therapeuten: Er sollte an seine Möglichkeiten glauben und das auch sagen. Stellen wir unsere Selbsterfahrung, unsere Selbstverwirklichung anderen Menschen zur Verfügung, geben wir die Erkenntnisse, die uns fördern können, weiter, dann befinden wir uns in der richtigen Spur der Selbstentwicklung.

Hierzu ein Gedanke von Galileo Galilei:

> *Man kann den Menschen nichts beibringen. Man kann ihnen nur helfen, es in sich selbst zu entdecken.*

Betrachten wir Glaube und Heilung noch etwas genauer, dann werden wir erkennen, dass der Glaube bei all unseren Ansichten, Meinungen und dem Umgang mit unserem eigenen Wissen eine wichtige Rolle spielt, denn er wirkt sich darauf aus, kann stärken und verfestigen. Nehmen wir einen Begriff, den ein Mensch in seinem Leben gesagt bekommen kann: unheilbar.

Eines der umstrittensten Worte in der medizinischen Wissenschaft ist das Wort »incurable«. Im deutschen Sprachgebrauch bedeutet es »unheilbar«. Nehmen wir ältere Übersetzungen im Englischen, dann bedeutet es »heilbar von innen«. Diese Deutung von »incurable« halte ich für richtig im Hinblick auf die von außen kommenden Anwendungen und Betrachtungsmethoden der Schulmedizin.

Als Geistheiler musste ich erfahren, dass viele Kranke, bei denen von der Schulmedizin Unheilbarkeit diagnostiziert wurde, unter einer Krankheit der Seele litten, die, zerfressen von Sorgen, nicht mehr in der Lage war, den Körper zu erhalten. Über den Weg des Seelenheils konnte das Unheilbare in so manchem Fall wieder zugänglich für äußere Therapiemaßnahmen und somit heilbar gemacht werden.

Wenn ein Therapeut aus seiner Sicht die Diagnose »unheilbar« ausspricht, sei sie richtig, falsch oder leichtfertig, bedeutet das für die meisten Klienten ein Todesurteil, eine perfekte Selbstschwächung. Es ist eine Beerdigungspolice, ausgesprochen aufgrund äußerlicher Betrachtungen und unter Missachtung der Selbstheilungskräfte von Geist und Seele. Ein so geschädigter Mensch, krank und verurteilt, ist verloren im Strudel der Hoffnungslosigkeit, wenn er an diese Behauptungen glaubt. Doch einigen gelingt es, aus der mentalen Selbstzerstörung – »mir kann sowieso keiner helfen« – auszubrechen. Wenn Sie an sich selbst, an Gott, an Wunder glauben, steht Ihnen, weil

Glauben kein Wissen ist, eine Tür offen, die mentale Gewissheit, dass Sie den Begriff unheilbar hinter sich lassen können. Der Glaube, dass ich es kann, ist der einzige Weg, aus dem Teufelskreis der Ausweglosigkeit auszubrechen.

Wir Geistheiler werden oft von Menschen aufgesucht, denen gesagt wurde: »Sie sind ein hoffnungsloser oder unheilbarer Fall.« Jetzt hängt es vom Vertrauen des Heilers in sich selbst ab, wie er mit der medizinischen Diagnose und der hoffnungslosen Einstellung des Kranken umgehen wird. Auch der Heiler muss mit diesen schwierigen Fällen umgehen lernen und seinen Glauben und seine Zuversicht über sein mentales Wissen stellen. Noch mehr, er muss bevor er zu einer heilsamen Regulierung ansetzt, diese seine eigene Zuversicht glaubhaft den Kranken vermitteln. Das Verkünden einer mentalen Überzeugung genügt da nicht. Denn es besteht die Gefahr, die Schreckenserinnerungen beim Kranken mit Worten oder eigenen erfolglosen Behandlungen zu verstärken. Jeder Heiler hat hier eine große Verantwortung, und wenn er das Gefühl hat, nichts erreichen zu können, ist es besser, nichts zu tun.

Das, was dem Heiler dann aber noch bleibt, ist der Glaube, dass es jemanden gibt, der auch hier noch helfen kann. Für einen Heiler, der fest an den Geist Gottes glaubt und erkannt hat, dass »für Gott alles möglich ist«, gibt es den Begriff »unheilbar« nicht. Dafür benötigt jeder Therapeut Vertrauen – Vertrauen in sich selbst und in seine Behandlungsmethode.

Nur ein Mensch, der Selbstvertrauen besitzt, kann das Vertrauen anderer erwerben.

Vertrauen

Der Lebenswille ist für den Genesungsprozess notwendig. Mehr als notwendig ist es, dem Leben zu vertrauen. Vertrauensverlust führt in den Zusammenbruch der Lebensenergie. Das Gleiche gilt auch für jede Heilertätigkeit. Mangelndes Vertrauen zu sich selbst, zu seinen eigenen Heilkräften, führt regelmäßig in die Wirkungslosigkeit.

Vertrauen sollte eine Glaubensbindung eingehen, ein Glaube, der keine bestimmte Religion benötigt. Diese Vertrauen-Glaube-Bindung muss aus einem Urgefühl, aus der eigenen Welt-Findung kommen. Vertrauen ist etwas Wertvolles, etwas Erhabenes, dass nicht gelehrt aus dem Kopf kommen kann. Vertrauen ist kein Wissen und erst recht keine besondere Intelligenz. Finden wir deshalb so wenig Vertrauen in unserer Welt, weil sie von Wissenschaft und Intellekt geprägt ist?

Vertrauen ist schon etwas Geheimnisvolles, das uns etwas gibt, was man nicht festschreiben oder wissenschaftlich deuten kann und das doch eine große Kraft entwickelt. Einerseits stärkt Vertrauen das Selbstwertgefühl, zum anderen führt es in die lichtvolle Geistige Welt. Jeder Geistheiler benötigt eine gläubige Anbindung an den Geist, der alles Leben spendet. Doch das kann nur dann entstehen, wenn der Heiler bereit und dazu fähig ist, den Teufelskreis seiner Gedanken und Erfahrungen aufzugeben. Jeder Therapeut muss die Begriffe, die kein Vertrauen entstehen lassen, in seinem Sprachschatz meiden. Es sind die Begriffe: Angst, Zweifel, Lieblosigkeit und Hoffnungslosigkeit. Diese einschränkenden Begriffe haben in der rauen Alltagswelt hier und dort ihre Berechtigung, aber sie gehören nicht in die Welt der Heilung. Dieses Bemühen sollte darüber hinaus auch den Klienten erreichen. Nur wenn es dem Heiler gelingt, unheilvolle Begriffe aufzulösen, die jede Vertrauensbasis in der Heilung verhindern, wird das Bestmögliche entstehen.

Der höchste Lohn für unsere Bemühungen ist nicht das, was wir dafür bekommen, sondern das, was wir dadurch erreichen, das, was wir dadurch werden.

Nüchtern betrachtet bedeutet das: Geistiges Heilen findet in einer anderen Dimension, aber in unserem Dasein statt. Normalerweise müssen wir im Leben alle notwendigerweise Leistungen erbringen, uns behaupten, manchmal auch kämpfen oder misstrauisch sein, weil viele Menschen um uns herum nach ihrem eigenen Vorteil streben. Für den Geistheiler, der den heilenden geistigen Strom empfängt und weiterleitet, bedeutet das, den Verstand, die eigene Durchsetzungskraft und alle sonst notwendigen Willensanstrengungen abzulegen, als wären sie nie vorhanden gewesen. So befreit, und nur so, kann die Liebe der Schöpfung durch den Heiler fließen.

Geistiges Heilen ist für jeden Ausübenden ein Balanceakt zwischen zwei Welten. Er muss volles **Vertrauen** zu sich und dem Klienten entwickeln, alle störenden Alltagserfordernisse ausblenden und darf den Heilstrom nicht halbherzig, sondern muss ihn von ganzem Herzen übertragen.

Vertrauen zu sich und dem Klienten ist die Basis für den Beginn eines jeden Genesungsprozesses.

Glaube und Wille

Glaube und Vertrauen ergänzen sich hervorragend, doch wir Menschen setzten auch auf unser Können und Handeln. Das Gleiche gilt für das Verhältnis zwischen Therapeut und Klient, auch hier spielen Glaube und Vertrauen eine wichtige Rolle. Es sollte aber immer wieder hinterfragt werden: »Glaube ich als Heiler selbst, dass meine Behandlung wirken wird?« Wenn ja, dann wird auch der Klient Vertrauen in meine Behandlung haben. Wir müssen dieses Thema sogar noch weiter hinterfragen: Hat der Therapeut für sein Wollen Freiraum, hat er die freie Wahl? Oder ist sein Wollen, sein Wille zu helfen beschränkt, gibt es überhaupt den freien Willen?

Viele Menschen glauben, alles wäre Schicksal. Sie können sich nicht vorstellen, dass es den freien Willen gibt. Das sind Menschen, die sich bemühen, aber wenig erreichen. Andere wiederum haben einen gewissen Erfolg und sehen das Ergebnis ihrer Arbeit darin begründet, dass es den freien Willen gibt. Einige gehen sogar so weit, dass sie Schicksal als Aberglaube bezeichnen. Auch gibt es Menschen, die meinen, dass der freie Wille nur ein Konzept des Schicksals ist, das ihnen einen gewissen Freiraum im Rahmen der Vorherbestimmung gibt. Egal welche Meinung, welchen Glauben wir hierzu haben, unsere Einstellung hat einen besonderen Einfluss auf unser Leben. Hegen wir die Vorstellung, dass es einen festgeschriebenen Plan gibt und dass jede Begebenheit aufgrund dieses Plans geschieht, dann sind wir unserer kreativen Freiheit beraubt. Warum sollen wir uns noch bemühen, wenn sowieso schon alles feststeht? Bringt uns der Gedanke an den freien Willen weiter? In gewissen Bereichen schon, aber jede Übertreibung führt dazu, dass uns Grenzen gesetzt werden – und schon ist der freie Wille futsch! Wenn uns etwas widerfährt, und es ist nicht Schicksal, sondern aus dem menschlichen Handeln geboren und wird zum Schicksal, wer bestimmt dann, was Schicksal ist?

Gehen wir davon aus, dass es Schicksal und den freien Willen gibt, dann werden wir erkennen, dass unsere Freiheit begrenzt ist. Demnach wäre es richtig und wichtig, die uns gesetzten Grenzen zu kennen. Besonders ein Heiler sollte seine Grenzen beachten, auch die seines Klienten.

Genauso wichtig ist es, dass wir unseren Freiraum, die Bandbreite unserer Kreativität, ausloten. Das trifft besonders dann zu, wenn wir kreativ sind und unser Bewusstsein ständig erweitern, also lernen. Dann nämlich fallen Grenzen, und der Freiraum unserer Existenz wird größer.

Doch wer setzt die Grenzen? Ist es Gott, ist es der Mensch selbst oder seine Seele? Wer ist für das menschliche Wohl verantwortlich, wer bestimmt über Glück und Leid, über Krankheit und Heilung? Immerhin machen auch Menschen, die unter vergleichbaren Umständen leben, oft sehr unterschiedliche Erfahrungen. Wir können auch noch anders fragen: Werden unsere Lebensbedingungen von der Vergangenheit oder der Gegenwart bestimmt, oder ist doch alles Zufall? Eine Antwort darauf kann uns nur der geben, der den Sinn des Lebens kennt, aber wer außer Gott kennt den Lebenssinn?

Als Therapeut haben wir eine begrenzte Möglichkeit, diese Frage durch unsere Behandlungen zu beantworten, indem wir erkennen, was für den Klienten sinnlos ist oder was Sinn macht und Heilung bringt. Ein spiritueller Heiler kann Gott in seiner Heiligkeit nur im Gebet erfahren. Während des Heilens kann er in tiefer meditativer Entspannung den Sinn des Lebens erfassen. Heilung geschieht nur dann, wenn etwas getan wird, das Sinn macht. Geistiges Heilen bedeutet, als Vorbereitung für die Heilbehandlung in die Tiefe zu gehen und zu ergründen, was Sinn macht, und was sinnlos ist: einfühlsam Anteil nehmen, ergründen, was den Lebenssinn fördert und woran der Klient arbeiten muss. Gibt es für den Heiler einen Weg ohne den Einsatz seiner eigenen Willenskraft? Auch dem Heilungssuchenden sollte etwas Sinnvolles geboten werden, denn schicksalhaftes Erleben entsteht nur durch das Sinnlose.

In einer Diskussion hörte ich den Satz: »Alles selbst machen zu wollen ist das Kennzeichen der Unbegabten.« Wenn wir den Satz ernst nehmen, dann wäre das Streben nach Selbstverwirklichung notwendig, weil wir unbegabt sind. Wir können aber auch anders fragen: Vielleicht sind wir alle schon selbstverwirklicht und müssen es nur noch erkennen. Wollen wir vieles selbst tun, weil wir eben noch keine Selbsterkenntnis haben? Oder sagen wir, weil wir an den freien Willen glauben: Der Mensch kann alles, er muss es nur wollen. Ist es dann auch wieder Schicksal? Haben wir uns nicht alle schon dabei ertappt, alles selbst machen zu wollen? Doch wann ist das Selbermachen unbedingt erforderlich, wann ist es besser und richtiger, andere machen zu lassen? Dies zu unterscheiden verlangt Größe.

Diejenigen, die meinen, immer der/die Beste, oder der/die Richtige sein zu wollen, die nichts abgeben können, weil niemand in ihren Augen berechtigt ist, weil keiner so gut ist wie man selbst, leben gefährlich. Oft geht das so weit, dass die Menschen damit prahlen, etwas allein machen zu müssen, weil kein anderer ihren Fähigkeiten entspräche. Dadurch ist die Gefahr der Abgrenzung und des Konkurrenzdenkens gegeben, was sich bis zu der Überzeugung steigern kann, ein »Auserwählter« zu sein. Doch dieses Verhalten führt dazu, noch mehr zu arbeiten, ohne über den eigenen Tellerrand schauen zu können. Alles selber machen wollen, jeden als unfähigen Konkurrenten zu betrachten – dieses Verhalten führt zu Stillstand durch physische und psychische Überlastung.

Manche Therapeuten haben ihrer Tätigkeit gegenüber die anmaßende Einstellung: »Ich bin ein Genie, ich bin ein Erleuchteter.« Solche Menschen haben vergessen, dass nicht *sie* heilen, sondern *es* heilt durch sie. In anderer Form zeigt sich dieses unsinnige Verhalten darin, dass Heiler glauben, ihren Klienten nur mit ihren Fähigkeiten heilen zu dürfen, während andere Therapieformen oder Heiler als unwürdige Konkurrenz betrachtet werden. Schauen wir in die Seele dieser Leute, die alles selbst machen wollen, stoßen wir auf Angst – Angst, gepaart mit mangelndem Vertrauen und Gier.

Jeder Mensch benötigt ein soziales Umfeld, ein Netz von Kontakten und Beziehungen, das ihn trägt und das er mitträgt. Deshalb entstehen innerhalb und außerhalb der Schulmedizin in den Heilberufen immer wieder Netzwerke, Verbindungen von Gleichgesinnten. Grundlage hierfür ist Vertrauen zu sich selbst und den anderen. Wenn wir auf dieser Grundlage arbeiten, egal wo und wofür, sollten wir niemals persönliche Vorteile über das Wohl der Gemeinschaft stellen.

Wir haben den freien Willen, uns in eine Gemeinschaft einzubringen, doch wie steht es beim Thema Heilung mit dem Denken? Ist unser Denken auch begrenzt?

Das Denken

Ich möchte das Thema Denken mit einem Beispiel aus meiner Praxis beginnen. Vor kurzem kam ein Klient zu mir, der in ständiger Angst lebte, seine Nieren könnten versagen. Diese ängstliche Einstellung begann, als der Arzt ihm bei einer Routineuntersuchung mitteilte, seine Nierenwerte seien nicht besonders gut, und hinzufügte, dass ein Mensch so lange lebt, wie die Nieren es erlauben. Und was geschah? Seine Nierenwerte wurden schlechter und schlechter. Er glaubte dem Arzt, dass schlechte Nieren das Leben verkürzen.

Wenn du so denkst, wie du schon immer gedacht hast, entwickelst du das, was du schon immer in Gedanken entwickelt hast.

In unserem ersten Gespräch ging es um diese Weisheit und die Folgen seiner ängstlichen Erwartung. Doch es war für den Betreffenden nicht einfach, sein Denken umzustimmen. Die schwerwiegende Aussage des Arztes und die sich entwickelnde Nierenschwäche waren für ihn Realität, und somit war seine Angst vor dem Nierenversagen durchaus begründet. Immer wieder haben wir als Heiler mit Klienten zu tun, die unter den Folgen solcher Schockerlebnisse leiden.

Einfaches Behandeln reicht in einem derartigen Fall nicht aus, wenn die treibende Kraft der Gedanken von Angst beherrscht ist. Ereignisse und die sich daraus entwickelnden Gedanken wirken sich so lange aus, bis sie durch neue Erfahrungen und die sich dadurch verändernden Gedankenmuster ersetzt werden. Klienten mit Angst vor den Folgen einer Krankheit stellen die Geduld eines Heilers auf die Probe. Eine gewisse Hilflosigkeit kann entstehen, wenn wir erkennen, dass unsere Argumente den Klienten genauso stark emotional erreichen müssen wie das maligne Erlebnis. Können wir als Heiler mit positiven Argumenten, mit Berührung und Liebe die aus einer dramatischen Erfahrung herrührenden ängstlichen Gedanken erlösen? Können wir Angst heilen?

Das können wir, wenn wir zunächst unsere eigene Angst zu versagen überwinden. Das versetzt uns in die Lage, die Worte oder Begriffe, die den Gegenpol der Angst darstellen, mit Überzeugung dem Klienten nahezubringen.

Dann denken, sprechen und handeln wir mit Liebe, Hoffnung, Mut, Glauben, Zuversicht, Demut und Bescheidenheit, Vergebung und Vertrauen, und wir empfangen die Leben spendende Kraft des Schöpferischen. Indem wir unseren kleinen Geist, das Denken, beherrschen, können wir alle schädlichen und giftigen Elemente fernhalten und die heilende Wirkung des allumfassenden Geistes zum Fließen bringen. Tun wir alles dafür, dass Vollkommenheit, Frieden und Liebe sowie die vielen anderen harmonischen menschlichen Eigenschaften unser Sprechen und unser Verhalten bestimmen – es lohnt sich!

Aber auch ohne tragische Informationen durch Dritte kann Krankheit entstehen. Viele Krankheiten beginnen im Kopf, ebenso wie das Gute, die Heilung. Unser Befinden, selbst das unserer Körperzellen, wird getragen von unseren Gedanken und Emotionen, und die gilt es zu hinterfragen.

Wir können zum Beispiel hinterfragen …
woran wir glauben und wie wir glauben,
was wir wünschen und wie wir wünschen,
wie wir vertrauen und wem wir vertrauen,
wie wir lieben und was wir lieben,
wie wir urteilen und was wir verurteilen,
wie wir leben und wo wir leben,
wie wir essen und was wir essen,
wer uns kränkt und wen wir kränken,

wer uns heilt und wie wir darauf reagieren,
worin ich einen Sinn sehe und was für mich unsinnig ist.

Es ist unsere Einstellung, die uns veranlasst, dies oder jenes zu tun. Erkennen wir immer, unter welchen Zwängen wir stehen oder was uns beeinflusst? Haben wir die Fähigkeit, es abzustellen, können wir jenes lassen oder dieses tun? Die Kraft, die unsere Gedanken und Gefühle bewegt, ist dieselbe, die unsere Zellen, unsere Körperfunktionen bewegt und anregt.

Am Anfang jeder Veränderung, zum Guten wie auch zum Schlechten, stehen unsere Gedanken und unsere Gefühle, die uns veranlassen, so oder so zu entscheiden. Nur wir selbst bestimmen, wie es um uns steht. Auch wenn wir Hilfe bekommen, ist sie nur eine Stimulation für unsere Selbstverwirklichung und Selbstheilung. Wir sollten erkennen, dass jede Veränderung und überhaupt unsere ganze Einstellung darauf beruhen, Informationen zu sammeln und zu nutzen.

Jeder Mensch hat eine bestimmte Einstellung. Sie beruht auf Erfahrungen, auf dem, was er gelernt hat. Um diese Struktur aus Wissen und Meinungen zu verändern, braucht er – außer er ist sehr leichtgläubig – überzeugende Argumente. Doch wer oder was überzeugt, hängt grundsätzlich von den vorgenannten Beispielen der vielen menschlichen Eigenschaften ab. Will der Betreffende – wollen wir – ein erfülltes Leben genießen, kommen wir nicht darum herum, ständig unsere Eigenschaften und Handlungsmotive zu überprüfen und gegebenenfalls zu verändern. Das Leben fordert von uns, ständig darüber zu entscheiden, was Sinn macht und was unsinnig ist. Menschen, die das nicht tun, verbreiten viel Unsinn.

Wenn unser Denken einen großen Einfluss auf unseren Körper hat, sollten wir uns immer fragen, woher unsere Gedanken kommen. Sind es Erinnerungen, die unser Denken formen, oder wähnen, vermuten, meinen wir nur? Gedanken können entstehen, weil wir etwas ahnen, weil wir grübeln oder uns nur etwas einbilden. Wir haben es also mit unwirklichem Gedankengut zu tun. Aber ist es ohne Wirkung? Ich glaube nicht, denn wir haben doch alle schon von eingebildeten Kranken gehört. Wir können noch so viel bedenken, besinnen und uns vorstellen, solange es sich um Gedanken handelt, die wir bisher nicht wirklich durchlebt haben, laufen wir Gefahr, dass unser Denken nachteilige Folgen hat. Deswegen sagt man auch: »Du musst positiv denken.«Was führt uns eigentlich zum positiven Denken? Ist es unser Verstand, ist es Klugheit, Schlauheit oder Wissen? Wohl kaum, ich glaube, nur gelebtes Wissen kann unser Denken zur Vernunft bringen, denn nur so gelangen wir in den erstrebenswerten Zustand der Weisheit. Bewusstes Denken, ohne Meinen und Vermuten, vielmehr in Bildern, Zahlen und Symbolen, ist der Weg in die Zukunft. Vernunft ist die höhere Fähigkeit des Denkens. Verstand – »Ich habe es verstanden« – ist die niedere Fähigkeit des Denkens.

Vernunft ist auf das Werdende angewiesen, Verstand entsteht aus dem Gewordenen. Auch hier sehen wir im Denken Polarität: zwischen Verstand und Vernunft, zwischen Vergangenheit und Zukunft. So auch im Ahnen, das allein auf das Gegenwärtige und das Zukünftige ausgerichtet ist, während Vermutungen auf das Vergangene Bezug nehmen. Betrachten wir noch eine andere Polarität: Klugheit ist das Nachdenken über weltliche Dinge und zum eigenen Nutzen. Weisheit dient dem Ganzen und dem Geistigen. Doch Weisheit ist mehr als Klugheit, und Schlauheit ist keine Klugheit.

Neben all dem bisher Gesagten über unser Denken, unser Gehirn, gilt es, noch etwas Wesentliches zu betrachten: Menschen verfügen über Intuition, sie haben Visionen, erfahren Inspiration durch bislang ungedachte Gedanken. Wie weit können wir selbst Entscheidungen treffen? Deshalb möchte ich der Frage nachgehen: »Wer ist Herr über das Gehirn?«

Alle geistigen Phänomene beruhen auf Aktivitäten des Gehirns. Weil das Gehirn jedoch ein physikalisches System ist, folgt es den Gesetzen der Natur. Das bedeutet, dass unsere Hirnaktivitäten von der Evolution, von unserem genetischen Erbe geleitet werden. Eine besondere Prägung erhält das Gehirn neben den genetischen Veranlagungen durch vorgeburtliche und kindliche Erfahrungen, die durchaus unser Verhalten in konkreten Situationen bestimmen.

Demnach wäre das Schicksal des Menschen durch Vererbung vorherbestimmt, oder anders ausgedrückt, unser Leben wäre von der Motivation unserer Vorfahren beherrscht. Auch wenn die Biologie und Hirnforschung es so sieht, ist unser Gehirn aber durchaus in der Lage zu lernen, solange kein krankhafter Fähigkeitsverlust vorliegt. Wir können nicht über unseren Schatten springen, doch wir können lernen, unsere Schattenseiten zu erkennen und dort ein wenig Licht hineinbringen.

Das ist aber noch nicht alles.

Unser Denkapparat kann auch Fähigkeiten oder bessere Möglichkeiten entwickeln, nicht selbstgedachte, also fremde Gedanken aufzunehmen – zum Beispiel zwanghaft unfrei in der Hypnose oder Suggestion, frei bei Intuitionen und medialen Eindrücken. Sicher ist, dass jedem Gehirn durch seine mitgebrachten Fähigkeiten (Prägungen) Grenzen gesetzt sind. Doch weil unser Gehirn ein lernfähiges Organ ist, können wir zwischen unfreier (fremdbestimmter) und freier Akzeptanz selbst wählen.

Für alle medial begabten Heiler ist das Empfangen von nicht selbstgedachten Gedanken kein Problem, denn Geistiges Heilen beruht ja auf einem selbstlosen Verhalten. Es erfolgt dabei also ein Ausblenden unseres auf dem genetischen Erbe beruhenden Denkens. Anders ist es bei Menschen, die zwar Eingebungen haben (Stimmen hören), aber nicht die Fähigkeit besitzen, damit umzugehen; dann kann sich Angst vor fremden Mächten oder Verfolgungswahn entwickeln. Diese Abhängigkeit von fremden Bestimmungen bis hin zur krankhaften Schizophrenie ist eine Gefahr für jedes Individuum und kann die Freiheit unserer gedanklichen Entscheidungen extrem beeinflussen.

Aus diesem Grund sterben viele Menschen als Kopie, obwohl sie doch als Originale geboren wurden. Deshalb ist es für jeden Heiler auch überlebenswichtig, nicht in Abhängigkeit zu geraten. Klare Selbsterkenntnis und Bewusstseinserweiterung sind die Voraussetzung für das Empfangen hilfreicher Durchsagen. Es ist daher wichtig, bei allen auf uns einströmenden Informationen stets die Kontrolle zu behalten, denn wir sind entwicklungsfähige Wesen. Bewusstseinserweiterung ist unser Lebensinhalt. Sie sind heute, wie Sie sind und was Sie sind. Nur durch Lernen und Selbsterfahrung können Sie noch mehr werden, um so dem Leben einen tieferen Sinn zu geben.

> Denn wer glaubt, etwas zu sein, hat aufgehört, etwas zu werden.*

Denken wir über unser Denken nach, tauchen neue Begriffe auf: Geist und Bewusstsein.

---

* Eine Hilfe zur Selbsterkenntnis und Selbstverwirklichung bietet Ihnen mein Buch *Die 12 Programme des Bewusstseins*. AMRA Verlag, Hanau 2018.

Ist unser Denken Geist?

Bei Gesprächen über den Sinn des Lebens taucht immer wieder die Frage auf: »Ist unser Denken Geist?« Wir sprechen ja vom wachen Geist oder von geistreichen Menschen und sagen, dass wir aus Körper, Seele, Geist bestehen.

Wenn der Geist ein Teil von uns ist, müsste doch unser Denken Geist sein. Gibt es einen Unterschied, mal abgesehen von der Größe, zwischen dem Weltengeist und unserem Geist? Sind wir ein Teil davon, oder ist unser Denken frei?

Nehmen wir uns die Freiheit und sagen: Das, was wir Gott, kosmisches Bewusstsein, den Weltengeist nennen, wird auch als das ewige Jetzt beschrieben, und somit wäre das Allbewusstsein zeitlos. Doch unser Denken braucht Zeit. Unser Denken beruht auf Erfahrung, Erfahrung ist Vergangenheit, somit ist unser Denken das Wirken und Werden aus der Vergangenheit. Der Weltengeist schöpft aus dem Bewusstsein im Ewigen Jetzt. Demnach wäre das Sein (Bewusstsein) die zeitlose Gegenwart. Dass wir da sind, besagt, dass wir Teil des Seins sind, doch um unser Sein zu erfahren, darüber nachzudenken, benötigen wir wiederum Zeit. Der Unterschied zwischen dem Weltengeist und dem Geist des Menschen ist also der zeitlose Geist der Schöpfung und der in Raum und Zeit gefangene Geist des Menschen.

Ist uns Menschen die Zeit gegeben, damit wir mit unserem kleinen Denken und dem daraus resultierenden Wirken unsere Wirklichkeit, das Jetzt, nicht beeinflussen können? Jagen wir mit unseren aus der zeitgebundenen Vergangenheit kommenden Entschlüssen der Gegenwart hinterher?

Wir können mit unserem an Raum und Zeit gebundenen Denken den Weltengeist, Gott, nicht denken, aber wir können an Gott glauben. Nun ist Glauben kein Wissen, der Weltengeist kann uns nur bewusst werden, wenn wir die Schnittstelle zwischen beiden Dimensionen öffnen. Unsere Seele, das Unbewusste in uns, kann zum Vermittler werden, mit dessen Hilfe wir den Geist der Schöpfung erfahren können. Nicht durch Denken, sondern über Intuition, Inspiration und durch Medialität erhält unser in der Zeit gefangener Geist Information aus dem Zeitlosen. Um diese Botschaften zu verarbeiten, benötigen wir wiederum Zeit. Der Unterschied im Geistigen drückt sich somit nur darin aus, ob Zeit oder Zeitlosigkeit herrscht.

Wir Geistheiler kennen das.

Wenn wir bioenergetisch behandeln, wirkt die Heilung in biologischen Abläufen. Kommt die Heilung aus dem Geist der Schöpfung, erleben wir spontane Heilungen. Wir können somit sagen, dass unser Geist, unser Denken, im Zeitgefängnis eingesperrt ist, sich uns aber durch Meditation die Möglichkeit eröffnet, das Zeitlose zu erfahren. Nehmen Sie sich Zeit, sammeln Sie Erfahrung in der Meditation und warten Sie auf den zeitlosen Gedankenblitz, auf Intuition.

Albert Einstein hat gesagt:

> *Alles ist Energie, und dazu ist nicht mehr zu sagen. Wenn du dich einschwingst in die Frequenz der Wirklichkeit, die du anstrebst, dann kannst du nicht verhindern, dass sich diese manifestiert. Es kann nicht anders sein. Das ist nicht Philosophie. Das ist Physik.*

Niemals sollten wir bei all unseren Überlegungen und Handlungen vergessen, dass wir hier auf Erden für uns und für andere lernen, für das Kollektiv aller Seelen. Alle Erlebnisse hinterlassen Spuren in unserem und im kollektiven Bewusstsein. Neben den Erinnerungen aus diesem Leben tragen wir auch Prägungen aus der Erbsubstanz unserer Ahnen in uns. Deshalb müssen diese alten und zum Teil kollektiven Prägungen zusammen mit den jetzigen Lebensereignissen betrachtet werden. Jedes Krankheitsgeschehen hat also viele Ebenen. Leider werden diese Umstände in vielen Therapien zu wenig beachtet, gehen wir doch gerne von der scheinbar übersichtlichen Betrachtung einer einzelnen Person und des Gegenwärtigen aus und beachten nicht, welchen Sinn das Geschehen im Hinblick auf das Kollektive hat.

Gerade wenn es darum geht, kollektiven Schmerz mit zu behandeln, ist das Geistige Heilen von großer Bedeutung. Ein medialer Heiler erhält an der Schnittstelle zwischen dem kleinen und dem großen Geist Einblicke in zwei verschiedene Dimensionen von Raum und Zeit. Er kennt das aus der Vergangenheit kommende physische Krankheitsbild und sieht, empfindet die gegenwärtige Möglichkeit einer Korrektur. Mediales Heilen bietet durch die vermittelnde Einbeziehung des Zeitlosen eine Möglichkeit, die in der Zeit entstandenen disharmonischen Prozesse mit Hilfe der Zeitlosigkeit zu korrigieren.

Das klingt utopisch, ist aber für viele Geistheiler häufige Realität. Das zeigt sich an der sogenannten Spontanheilung. In dem Zusammenhang sollten die Phänomene Materialisation und Entmaterialisation unbedingt eingehend erforscht werden. Meine Erfahrungen sagen mir, dass es in tiefer Meditation, in Trance, Verbindungselemente zum Zeitlosen gibt, zum Jetzt. Wenn der Kontakt gut ist, sind Zeitreisen in die Vergangenheit und in die Zukunft möglich. Bei der Heilbehandlung können dann Korrekturen in der Vergangenheit erfolgen, welche die

Entstehung einer Krankheit beheben und so eine spontane Erlösung in unsere aktuelle Wirklichkeit tragen. Genauso ist es möglich, einen Kranken in naher Zukunft völlig gesund zu sehen, wodurch sich dann die Krankheit auflöst. Ich nenne das *Heilen mit Zeitreisen* und bin überzeugt, dass alle spontanen Heilungen darauf beruhen.

Deshalb möchte ich die Frage stellen: Ist unser Gehirn ein Instrument des Geistes?

Ist unser Gehirn ein Instrument des Geistes?

Wenn das stimmen sollte, wäre der Mensch ständig mit der Geistigen Welt verbunden. Dieses Verbundensein ist aber kein Denken. Mit der Geistigen Welt verbunden zu sein bedeutet Medialität, Intuition, Inspiration. Und ist dieses Verbundensein alltäglich? Weit gefehlt, denn wann waren Sie zum letzten Mal inspiriert und taten etwas Richtiges, obwohl Ihre Wissensquelle eindeutig nicht Ihr Denken war. Sie haben aus nicht gewusstem Wissen heraus gehandelt – aber gibt es das überhaupt? Sind das nicht nur Einbildungen oder Tagträume? Nun, es bildete zumindest Ihre Handlungsgrundlage.

Schauen wir uns hierzu die mit einem EEG gemessenen Eigenschaften unseres Gehirns an. Wenn wir lesen, reden, rechnen, also bewusst unser Gehirn benutzen, arbeitet es mit Schwingungen von 15 Hertz und darüber. Aber nur eine Gehirnhälfte ist dabei voll aktiv, die andere Seite hat eine messbar geringere Amplitude, und alle paar Stunden wechselt die Dominanz zwischen den beiden Gehirnhälften. Der Teil, der weniger aktiv ist, zeigt schwache Alphawellen unter 13 Hertz. Genau diese Alphawellen sind dann besonders aktiv, wenn Intuition und Inspiration auftreten, wenn Medialität vorhanden ist. Unser Gehirn lässt also immer ein Fenster für außersinnliche Wahrnehmungen offen. Wir bleiben immer mit dem kosmischen Bewusstsein verbunden, auch wenn unser lärmendes Tagesbewusstsein alles übertönt.

Was bietet dieses Wissen uns Heilern?

Nun, wir können unseren Sachverstand, unsere denkende, rationale Dominanz überzeugen, dass es ratsam wäre, dem gedämpften Teil unseres Gehirns mehr Beachtung zu geben. Unsere Ratio lernt durch Erkenntnis. Überzeugen wir doch unser lärmendes Ich, dass beide zusammen, gedachtes und nicht gedachtes Wissen, eindeutig unser Potenzial erhöhen. Dass es gut ist, Inspiration, Intuition und ungedachte Einfälle zu nutzen. Erklären wir unserer Logik, dass wir »online« sind, dass wir eine »Flatrate« zum Universum haben. Es wäre doch einfacher, zusammen mit dem Tagesbewusstsein auf »universellen Empfang« zu gehen und nicht erst in der Meditation die Schnittstelle zum universellen Wissen aufzusuchen?

Ich darf Ihnen aus Erfahrung sagen, dass dieser Weg, Medialität im Alltag zu leben, sehr empfehlenswert ist. Es braucht Zeit, Selbstüberzeugung und Übung.

Doch der Weg lohnt sich. Es wird nicht gleich zur Erleuchtung kommen, aber Sie werden Ihr Leben anheben.

Zwei miteinander arbeitende Gehirnhälften, Alphawellen und Betawellen, Tagesbewusstsein und Unbewusstes, sind kennzeichnend für einen Menschen, der sein volles Potenzial nutzt und in der Lage ist, ganzheitlich zu denken und zu handeln. Dieses Potenzial bringt Fähigkeiten hervor, Emotionen abzufedern, emotionsloser zu leben und Angst zu verlieren.

Wenn das etwas für Sie wäre, dann tun Sie es.

Medialität zu erlernen ist nicht einfach und für einige Menschen manchmal auch mit Gefahren verbunden. Ein Talent für außersinnliche Wahrnehmung sollte vorhanden sein, und ein erfahrener Lehrer auf diesem Gebiet ist unabdingbar. Denn eine Berührung mit dem Überbewussten, mit dem Weltengeist, kann das menschliche Bewusstsein ganz schön durcheinanderwirbeln. Beim Kontakt mit dem zeitlosen Geist entsteht eine solche Flut von Eindrücken, dass ein ungeübtes Gehirn sie kaum verarbeiten kann. Die Gefahr von psychischen Störungen ist dann durchaus gegeben.

Ich habe schon beschrieben, dass unser Gehirn ständig mit einem Teil im Alphazustand ist. Somit steht es ständig in Kontakt mit dem höheren Bewusstsein, das notfalls über Intuitionen (Gedankenblitze) Informationen liefert. In tiefer Meditation geht der größte Teil der Gehirnfrequenzen in Alpha oder in noch tiefere Schwingungen. In diesem Zustand besteht die Möglichkeit, die Intuition zu dehnen, sie wie ein Gummiband in die Länge zu ziehen. Nur so kann das im Jetzt fokussierte Bewusstsein vom Weltengeist in unsere Zeit übertragen werden. Wie gesagt: Diesen Vorgang ohne Hilfe zu erlernen ist sehr riskant. Meine Erfahrung mit Schülern zeigte, dass der sicherste Weg darin besteht, in der Meditation als Erstes Kontakt zu einem geistigen Führer anzustreben. Dieser hilft dann, die Flut der Informationen aus dem Geistigen zu filtern. Diese Filterung ist wichtig, weil wir mit unserem Denken an zeitliche Abläufe gebunden sind und daher Information aus der ewigen Gegenwart, die Vergangenheit und Zukunft gleichzeitig beinhaltet, nicht mit unserem Denken verarbeiten können. Die Aufgabe eines geistigen Führers besteht am Anfang darin, den Filter als Zeit-Differenzierung zu verwenden und so unserem Denken die Möglichkeit zu bieten, Informationen in einer für uns gewünschten Zeit-Zone zu erhalten.

Nur wirklich Talentierte kommen in diesen Zustand, in die Verschmelzung von Zeit und Zeitlosigkeit, die sie befähigt, Zeitreisen zu durchleben und gleichzeitig Informationen aus der Zeitlosigkeit für einen bestimmten Zeitabschnitt unserer Welt zu übernehmen. Das bedeutet, Gesundheit und Vollkommenheit aus einer Zeit in eine andere Zeit zu überführen – von Krankheit und Unvollkommenheit in die Vollkommenheit. Bei optimaler Übertragung entsteht so eine Spontanheilung, die nach meiner Erfahrung zustande kommt, weil ein geistiger Führer den Vorgang übernimmt und der Heiler seinen Wünschen entsprechend den Vorgang außersinnlich erlebt und vermittelt.

Wenn ich mit Trance-Heilern über solche Heilungsphänomene spreche, höre ich immer wieder, nur in Demut (Mut zum Dienen) geben sie ihr »kleines Denken frei« an das Allumfassende aus der Geistigen Welt. Das menschliche Gehirn wird dann zum machtvollen Instrument des Geistes.

Autosuggestion und Bewusstsein

Als Heiler stoße ich immer wieder auf das Phänomen, dass der Notleidende aus der Vergangenheit lebt. Er vergleicht schwere gegenwärtige Aufgaben mit dem Denken und Handeln vergangener Zeiten. Obwohl er viel hinzugelernt hat und sinnvolle Handlungen vollbrachte, hält eine bremsende Kraft seine Entscheidungen umklammert. Weil ich dieses menschliche Verhalten immer wieder vorgefunden habe, glaube ich, dass es etwas mit Suggestion und Autosuggestion zu tun hat.

Auch wenn der Mensch keine Ahnung davon hat, kann es sein, dass Schuld, Eide und Gelübde auf ihm lasten. Doch Schuldgefühle stellen eine ebenso starke Vitalstörung dar wie

Schockerlebnisse. Beide sind in der Lage, das Leben einzuschränken, mit dem Unterschied, dass sich Schockerlebnisse (von außen kommend) in den Erinnerungen zeigen, vom Therapeuten erkannt werden und behandelbar sind, ein Schuldkomplex jedoch nicht. Hier handelt es sich um selbstauferlegte Einschränkungen, die auf Dauer bioenergetische Funktionen und den Körper schwächen.

Schuldgefühle führen zu einer Selbstsabotage, was sich darin äußert, dass nichts im Leben richtig gelingen will. Interessanterweise finden sich bioenergetische Belastungen durch Schuldgefühle bei gläubigen Menschen sehr häufig, hinzu kommen oft noch Eide und Gelübde, welche die Entscheidungsfreiheit weiter einengen. Diese selbstauferlegten Erniedrigungen durch Schuld und Scham sind für uns Heiler eine Herausforderung, denn ihre Anzeichen im energetischen Biologischen sind sehr dürftig. Hinzu kommt, dass der Betroffene oft selbst nicht erkennt, wo seine häufig vielschichtigen Ausfallerscheinungen herrühren. Er bekommt dann die Diagnose, seine Beschwerden wären offensichtlich seelisch bedingt. Hier sei die Frage erlaubt, welchen Sinn solch selbstauferlegte Blockaden haben. Welchen Nutzen bieten sie? Zeigen sie eventuell, woran der Mensch noch arbeiten muss, um in die Freiheit zu kommen?

Den einzigen diagnostischen Weg zur Auffindung von Schuld, Eiden und Gelübden entdeckte ich in den Energien der Chakren. Ein Schuldkomplex sowie auch Eide oder Gelübde zeigen sich in einer mangelnden Zusammenarbeit der verschiedenen Energiesysteme des Lebens. In meinem Buch *Geistheilung – Dialog mit der Seele* schrieb ich unter anderem zu diesem Thema: »Es sind Märtyrer ihrer eigenen Idee«, was nicht treffender ausgedrückt werden kann. Diese Gruppe von Klienten mit selbstauferlegten Einschränkungen durch Schuld und Scham, durch Eide und Gelübde sind nicht so ohne weiteres zu heilen. Hier muss der Gegenpol der Begriffe gestärkt werden, damit die selbstauferlegte Panzerung keine Bedeutung mehr hat. Deshalb suche ich nach befreienden Argumenten, suche die Begriffe, die neutralisieren. Die selbstauferlegten Begrenzungen im Handeln und Entscheiden haben einen autosuggestiven Charakter, deshalb sollten die Argumente beim Heilen suggestive Kraft enthalten. Hier liegt die Stärke der Geistheilung im zweigleisigen Behandeln: Energetische Harmonisierung und das Formulieren entsprechender Worte, Begriffe und Argumente sind es, die den Weg ebnen in die persönliche Freiheit.

Wir dürfen aber nicht vergessen, dass jeder Mensch sich selbst Dinge suggerieren kann, sich eine Meinung durch Informationen Dritter bilden kann, durch Schulung und Erziehung. Auch der Glaube an Technik und Machbarkeit kann das bewirken. Wenn ich heute Menschen beobachte, dann staune ich immer wieder, welches Arsenal von elektronischen Geräten sie am und um den Körper bei sich tragen. Handys, iPod, Minicomputer, mp3-Player und andere mehr – genug für eine vielfache Kommunikation mit der halben Welt. Wir leben so stark und übermächtig in einer übertechnisierten Außenwelt und haben darüber buchstäblich vergessen, dass eigentlich unsere Seele unsere zentrale Steuereinheit ist und der ganze strahlende Kram unsere Bioenergien strapaziert.

In frühester Jugend bekommen wir als Kinder von unseren Eltern fälschlich suggeriert, dass unser Körper schwach oder gebrechlich ist. Schon zu Beginn des Lebens müssen wir also akzeptieren, dass wir irgendwann alt und krank werden. Uns wird bereits früh geraten, uns mit Vitaminpillen vollzustopfen. Man redet uns ein, dass wir, um gesund zu bleiben, prophylaktische Medizin und Nahrungsergänzungsmittel benötigen. Wir geben ein Vermögen für ein System aus, das uns durch raffinierte Suggestion weismachen will, wir wären in größter Gefahr, krank zu werden und immer krank zu bleiben, wenn wir nicht den Rat der Experten des Systems befolgen.

Werden wir dann wirklich krank, sagt uns die Lehre der Medizin, es wären unsere Lebensumstände, unser Alter, der Verschleiß und das Organversagen, und dass Abnutzung oder Überbeanspruchung dafür verantwortlich sind. Dann werden Organe transplantiert, Gelenke versteift, es werden auch wegen Bagatellen Operation durchgeführt, wir geraten immer weiter in eine Abhängigkeit. Wir sind nicht mehr Herr oder Frau unserer selbst, sondern Opfer heimtückischer Verblendung durch Suggestion der Medien und geben dadurch die Verantwortung für unsere Gesundheit nach außen ab, an Ärzte oder sonstige Therapeuten und an die übergeordneten Institutionen von Krankenhäusern, Kliniken und Reha-Anstalten.

Doch wenn unser Körper erkrankt, ist dies nur eine Folge davon, dass unsere Seele seit langem schwächelt, sie ihre Grundbedürfnisse nicht erfüllen kann, weil wir keinen Kontakt zu ihr haben und uns von der Sturheit und dem monotonen Trott der Masse anstecken lassen. Das, was den meisten Menschen wirklich fehlt, ist gesunde Aufklärung. Schon in der Schule sollte es ein Wahlfach geben, das *Mein Körper* heißt und in dem man lernt, so früh wie möglich Selbstverantwortung für den eigenen Körper, die eigene Seele, die eigene Gesundheit zu übernehmen. In der Schule müsste bereits gelehrt werden, wie ungeheuer weitreichend und effektiv unsere Selbstheilungskräfte sind und wie wir sie mit Selbstliebe hervorragend bei uns selbst und bei anderen Menschen einsetzen können. Weil das bei vielen Menschen nicht der Fall ist, werden sie krank, nicht der Körper erkrankt, sondern unsere Seele, sie hat Durchfall, sie hat Diarrhö, hat keine Zeit mehr zum Verdauen, keine Zeit mehr zum Kauen, um das Erlebte einzuspeicheln.

Was unserer Seele wirklich hilft ist Zuwendung, ist Achtsamkeit für ihre Bedürfnisse. Geben wir ihr mehr Zeit, die Eindrücke zu verdauen, aber nicht mit der Gedankenkraft eines herumirrenden Intellekts, sondern mit Liebe und Zuwendung.

Liebe dich und nimm dich an. Es gibt keinen anderen Weg zu einem erfüllten Leben.

Einen Gegenpol von selbstauferlegten Einschränkungen gibt es in der polaren Welt auch, die Freiheit der Gedanken lässt es zu, in die Welt der Ideen einzutauchen. Ich meine nicht unser Vorstellungsvermögen, das kann uns sehr schnell in die Schwarzseherei führen. Bleiben wir lieber bei den Ideen, denn hier haben wir noch ein weiteres Fenster, nicht gedachte Einfälle, die Intuition. Wenden wir uns einem bestimmten Problem zu, fragen wir: »Warum geschieht mir das gerade jetzt? Warum möchte ich nichts davon wissen, warum habe ich Angst davor?« Die Zuwendung wird uns dahin führen, wo unsere Burgblockaden herkommen, die Einschränkungen, die wir uns selbst auferlegen. Erwarten Sie aber nicht, dass Ihr Intellekt Ihnen die Lösung präsentiert, achten Sie auf Nicht-Gedachtes, aufsteigende Bilder, Zeichen und Ideen, auf Intuition. Dies sind die Fakten der Freiheit, die Türen zum Bewusstsein.

Alle Menschen haben Intuition, doch wissen wir, woher sie kommt? Das Einzige, was wir wissen, ist, dass Intuition über das Denken hinausgeht. Sie erlaubt uns, gegen den Verstand zu arbeiten, Dinge zu erkennen, die der Verstand empfängt. Auf keinen Fall ersetzt Intuition den Verstand, aber sie ergänzt ihn und meistens ist sie ihm sogar einen Schritt voraus. Intuition ist wahrscheinlich die Triebfeder unserer Kreativität, sie erlaubt uns, zu den Wurzeln jeden Konflikts vorzudringen.

Wir können uns dazu noch Fragen stellen wie: »Wann hat das Problem begonnen?«

Oder: »Wer ist der Verursacher der Krankheit?«

Es ist verblüffend, wie leicht Antworten in unserem Bewusstsein auftauchen, und wir sollten die Antworten annehmen und sehen, wohin sie uns führen. Dabei taucht ein Problem auf: Unser Verstand möchte der Boss bleiben und vermischt die Essenz der Intuition mit seinen Erfahrungen – eine Einmischung, meist von unserem Ego betrieben. Es will nicht wahrhaben, dass es etwas gibt, das klüger ist oder Informationen bekommt, die wir nicht denken können. Intuitiv erkennen das Menschen, die eine ausgeprägte Intuition besitzen, und nutzen dann vielleicht ein Orakel. Und es gibt viele Orakelsysteme, die wir nutzen können: Tarot-Karten, *I Ging*, Astrologie, um nur einige zu nennen. Sie dienen alle dem Frieden, der Versöhnung von Ego und Intuition, und führen, richtig angewandt, zu innerer Weisheit. Doch der Weg dorthin ist lang, denn jeder muss unterscheiden lernen, was Ego ist und was Intuition.

Die Frage, was ist Intuition, ist für Geistheiler besonders wichtig, denn sie nutzen neben dem Verstand noch andere außersinnliche Eindrücke: Inspiration, Hellfühlen, außersinnliche Wahrnehmung bis hin zur Medialität, die für die Geistheilung nichts weiter sind als eine erweiterte Intuition. Die größte Gefahr für diese wunderbaren Möglichkeiten ist aber nicht der Verstand, es sind die Emotionen. Niemals dürfen wir zulassen, dass sie sich einmischen oder sogar die Dominanz in allen außersinnlichen Gaben übernehmen. Wenn das geschieht, wird der Mensch fanatisch, in der Anwendung der Intuition ebenso wie in der Bekämpfung der Intuition. Der Einfluss der Gefühle und Emotionen sollte deshalb genauso beachtet werden wie alle anderen außersinnlichen Wahrnehmungen. Hier liegt der wahre Sinn, Intuition zu nutzen.

Wie wichtig das ist, erkennen wir an dem, was Albert Einstein schon vor achtzig Jahren sagte:

> *Alles, was zählt, ist die Intuition. Der intuitive Geist ist ein Geschenk, der rationale Geist ein treuer Diener. Wir haben eine Gesellschaft erschaffen, die den Diener ehrt und das Geschenk vergessen hat.*

Was noch nicht gesagt wurde: Woher kommen die Intuition oder sogar außersinnliche Eindrücke? Gibt es eine Welt der Ideen, an der unser Gehirn unter bestimmten Umständen teilnehmen kann? Oder gibt es ein übergeordnetes Bewusstsein? In Gesprächen wurde mir oft die Frage gestellt, was ich unter Bewusstsein eigentlich verstehe.Nun, Bewusstsein liefert uns die Kraft kreativer Intelligenz, die wir brauchen, um unsere Bedürfnisse zu erfüllen und unsere Individualität zu optimaler Entwicklung zu bringen. Somit wäre Bewusstsein etwas Persönliches und doch Universelles, ein Feld voller Möglichkeiten, aus dem heraus wir, wenn wir wollen, die Bedürfnisse unserer individuellen Natur befriedigen können. Unser Bewusstsein verfügt über ein riesiges, wenn nicht gar unermessliches Spektrum an Möglichkeiten, ohne ein Ende zu erreichen. So wie uns der Weltraum mit seinen Milliarden Galaxien erstaunt und wir immer neue Entdeckungen machen, liegt auch in unserem Bewusstsein eine unendliche Bandbreite möglicher Erlebnisse, Einsichten und sogar Dimensionen.

Somit könnte man behaupten, Bewusstsein als solches sei identisch mit dem Leben selbst. Bewusstsein ist Leben und Leben ist Bewusstsein. Nicht nur das, Bewusstsein ist der Repräsentant der gesamten Schöpfung, ist Gott. Angefangen von den subatomaren Teilchen über Atome und Moleküle, über Viren, Bakterien hin zu intelligenten Zellen und weiter über Pflanzen, Tiere bis zum Menschen und darüber hinaus, über Sippen, Stämme und Zivilisationen, über geologische und planetarische bis zu kosmischen Dimensionen. Das ganze Universum ist kreatives und intelligentes Bewusstsein, und wir sind ein Teil davon. Ein gewisser Teil dieses Spektrums ist im Laufe der Geschichte von vielen Menschen entdeckt worden, die sich ausgiebig mit der Wissenschaft, mit Meditation und spiritueller Kontemplation beschäftigt haben. Einiges davon konnte als ein sehr nützliches Werkzeug für das Bewusstsein enthüllt werden, es ist das, was ich unter Bewusstseinserweiterung verstehe. Bewusstseinserweiterung ist ein Werkzeug, mit dessen Hilfe wir in den Weiten des Bewusstseins navigieren können.

Die Manifestation des universellen Bewusstseins ist durch Ordnung und Gesetzmäßigkeiten gekennzeichnet. Dieses ordnende Prinzip der Schöpfung können wir überall wahrnehmen, wobei sich die Schöpfung auf all ihren Ebenen in ständiger Veränderung befindet. Das bedeutet für uns Menschen, dass auch unser Wissen und Können, unsere Bewusstheit, ständigen Veränderungen unterworfen ist. Passen wir uns den übergeordneten Veränderungen, die durch alle Strukturen der Schöpfung gehen, nicht an, werden wir zum Leidtragenden.

Weil der Schöpfungsplan des kosmischen Bewusstseins sich ständig weiterentwickelt, sind wir Menschen unwillkürlich gezwungen, ständig Neues hinzuzulernen, uns anzupassen, Altes abzulegen, um im Strom des Zeitgeistes mitzugleiten. Krankheit und Leid entstehen aus mangelnder Anpassung, mangelndem Lernwillen, und führen in die Unwissenheit. Unwissenheit ist der Nährboden für Not, Krankheit und Leid.

Das trifft nicht nur auf unsere kranken Klienten zu, es kann uns Heilern genauso geschehen, wenn wir nichts Neues lernen. Ich möchte sogar behaupten, Bewusstseinserweiterung ist für Geistheiler, ja für alle Therapeuten besonders wichtig, weil wir mit der Kraft und der Kreativität des allumfassenden Bewusstseins wirken. Niemals sollten wir vergessen, dass die Bedürfnisse des Lebens von uns verlangen, unser Bewusstsein anzuheben, Neues hinzuzulernen und uns an den Strukturwandel der Zeit anzupassen. Leben ist Wandlung, und begierig sollten wir alles aufnehmen, was die Veränderungen uns bieten.

Das ist nicht immer leicht, denn ein konservativer Impuls in uns rät uns, beim Erworbenen, beim Alten zu bleiben. Werden Sie neugierig, lassen Sie sich inspirieren, freuen Sie sich über neue Erkenntnisse und Methoden, erweitern Sie Ihr Bewusstsein. Nur so können Sie eins werden mit dem Weltengeist, mit dem kosmischen Bewusstsein, mit der Schöpfung Gottes.

Und diese Freiheit lässt keine Suggestion zu. Machen Sie sich klar: Die freie Sicht auf die Dinge der Welt ist auch ein Schutzschild gegen die Überredungskunst anderer.

Stress

Neben den vorgenannten Einflüssen und den selbstauferlegten Erschwernissen, gibt es noch ein weiteres uns überforderndes Element: Stress. Die Weltgesundheitsorganisation WHO hat

Stress und Angst zu einer der größten Gesundheitsgefahren des einundzwanzigsten Jahrhunderts erklärt.

Die größten Gefahren, die von Stress ausgehen, sind psychischer Natur: Burnout, Depression, Lethargie, Verdrängungen, Nervenprobleme, Minderwertigkeitskomplexe mit entsprechenden psychosomatischen Erkrankungen. Der Mensch wird unglücklich mit Tendenzen zur Aggression. Durch Stress wird der Mensch von mitgebrachten ganz natürlichen Fähigkeiten getrennt, sein Wesenskern ausgehöhlt. Auf der Suche nach den verloren gegangenen Fähigkeiten wie Ruhe, Gelassenheit, Selbstvertrauen entsteht dann Sucht in ihren verschiedenen Ausprägungen, wie Tabak, Zucker, Esssucht, Alkohol, bis hin zu schweren Drogen. Um dem Problem zu entkommen, schafft sich der Gestresste seine eigenen Regeln, er möchte das Gefühl der Freiheit erleben und merkt nicht, dass er vom Stress und dessen Folgen beherrscht wird.

Für jeden Heiler stellt der gestresste Klient ein Problem dar. Er kommt meistens mit Krankheiten, die scheinbar keine Ursache haben. Einfach drauflos heilen, die Symptome bekämpfen, ist Unsinn. Erst wenn wir beachten, dass die durch Stress hervorgerufenen Fehlfunktionen sich auf drei Ebenen ausdrücken, bieten sich Möglichkeiten der Hilfe. Stress kann in den Zellen unseres Körpers Fehlfunktionen hervorrufen, durch nicht naturbelassene Nahrung, durch Kontaminierung mit Substanzen, mit denen unsere Zellen nicht klarkommen – Unverträglichkeiten. Neben körperlichem Stress kann unser Möchten und Wollen, unser Können und unsere Anpassungsfähigkeit so überfordert werden, dass ein psychisch-seelischer Zusammenbruch entstehen kann, mit entsprechenden körperlichen Folgen. Letztlich kann unser vergebliches Bemühen, im technischen Zeitalter mitzuhalten, dazu führen, dass wir auf höchster Ebene, in den seelisch-geistigen Dimensionen, unseren Lebenssinn verfehlen, was Unzufriedenheit und Unglücklichsein zur Folge hat.

Durch Stress verursachte Erkrankungen zeigen sich grundsätzlich in gestörten Kommunikationen zwischen den verschiedenen bioenergetischen Feldern, dazu gehören Chakren und Meridiane sowie das Nervensystem. Ein erfahrener Geistheiler hat Einblick in die verschiedenen Kommunikationsstörungen, in die Auswirkungen zerrütteter Biofrequenzen, und kann ausgleichend auf die drei zuvor genannten Energiesysteme einwirken, kann harmonisierend behandeln.

Die Dreiheit von Körper, Seele, Geist bei Stressbelastung nicht zu beachten ist ein weit verbreitetes Fehlverhalten, das bei vielen Klienten durch unwirksame Methoden zu einer weiteren Stressbelastung führt. Das Missachten der Wechselwirkung zwischen den biomagnetischen und bioelektrischen Feldern ist der Hauptgrund von Fehlinvestitionen in der Heilkunde.

Stress zeigt psychosomatisch genau seinen Entstehungsgrund an: Kommunikationsschwierigkeiten in den Bio-Feldern. Das weist darauf hin, dass ein Mensch zu wenig mit anderen kommuniziert und in seinem persönlichen Umfeld nicht genug für Ausgleich und Harmonie sorgt.

Lebensprogramme

Im Normalzustand wird jeder Mensch von seinen eigenen Verhaltensweisen geprägt. Anders ausgedrückt: Wir haben unsere spezifischen Programme. Das klingt zunächst sehr unangenehm, wie fremdbestimmt, aber das Leben kann ohne Programme nicht existieren. Das Gute daran ist, dass wir Menschen teilweise Zugriff auf bestimmte Programmsequenzen haben.

Ein solcher Zugriff ist jedoch nur effektiv, wenn wir erkannt haben, was an unseren Programmen sinnvoll verändert werden könnte. Zur Übersicht möchte ich eine Dreiteilung vorschlagen. Wir haben ein Programm der Arterhaltung (Vererbung), ein weiteres Programm zur Erhaltung unserer Lebensfunktionen (Stoffwechsel, Regeneration und Heilung) und ein sehr individuelles Programm, unser Ego.

Wir haben es also mit einem Bündel von individuellen Eigenschaften und Verhaltensweisen zu tun, die, auf sich bezogen, bestimmte Erfahrungen sammeln und daraus Schlüsse ziehen. Dieses auf Wachstum (Bewusstseinserweiterung) aufbauende persönliche Programm hat einen erheblichen Einfluss auf die anderen, normalerweise autarken Programme und sollte idealerweise diese voll unterstützen.

Doch wie es scheint, läuft die Unterstützung bei vielen Menschen in die falsche Richtung. Aus Unwissenheit manipuliert unser kleines Ich die recht stabilen Lebenserhaltungsprogramme, und wenn daraus Leid entsteht, haben natürlich die Vererbung und die Lebenserhaltungskräfte Schuld.

Schon früh erkannte ich bei meinen Recherchen den erheblichen Einfluss, den unsere Psyche und unser Unbewusstes auf unser Wohlbefinden haben, und dass dieser Einfluss aus einem Bündel von Neigungen und Bedürfnissen herrührt. Besonders fiel mir auf, dass Fähigkeiten und Unfähigkeiten aus diesen Schichten, je nach Lebenssituation, eine mächtige Wirkung auf unsere Lebensgestaltung ausüben. Es sind die menschlichen Eigenschaften, die sich in unserem Denken und Handeln zeigen und die unsere Persönlichkeit formen. Es ist unser seelisch-geistiges Bewusstsein, nicht unser Intellekt, es ist der Bereich unserer Talente, aber auch das zu überwindende Unvermögen. Bei der überwiegenden Mehrzahl aller Menschen ist der Lebenssinn in der Aufarbeitung des Unvermögens zu finden. Das Unvermögen hat nicht nur viele Schattenseiten, es ist auch von Mensch zu Mensch höchst differenziert, und jeder hat seine ganz speziellen Lernprozesse zu bewältigen.

Hinzu kommt, dass die Herausforderungen, die es zu bewältigen gilt, in sehr unterschiedlichen Bereichen liegen können. So können die Entwicklungsprozesse, die die Persönlichkeit anheben sollen, intellektueller Natur sein, sie können aber genauso in der Auseinandersetzung mit den eigenen Emotionen liegen. Es gibt Menschen, deren Hauptaufgabe es ist, sich mit dem Glauben, mit der Spiritualität auszusöhnen. Bei anderen wiederum geht es um Menschenführung oder das Entwickeln von Gemeinschaftssinn. Es zeigt sich eindeutig, wie sinnvoll es ist, sich mit den verschiedenen Programmen unseres Bewusstseins und Unbewussten auseinanderzusetzen. Es ist das, was mit den Begriffen Bewusstseinserweiterung und Selbsterkenntnis gemeint ist.

Ich sprach von einzelnen Programmen, aus denen sich unser Bewusstsein formt. Dazu gehören die Arterhaltung, die Vererbung, Stoffwechsel und Heilung sowie unser Ego, unser Selbstausdruck, unser Verhalten. Das komplexe Programm, das unsere Persönlichkeit bildet, beruht auf Lernen und Erkenntnis und übt einen Einfluss auf unsere Vererbung aus, darauf, mit wem wir uns paaren und die menschliche Evolution sichern. Es ist bekannt, dass sich bestimmte Programme in Form der Psychosomatik in die recht autonome körperliche Erhaltung einmischen. Dieses Mitbestimmen bei den in sich recht stabilen Programmen der Vererbung und Regeneration ist so vielschichtig und von Mensch zu Mensch so verschieden, dass eine Unterteilung in weitere Programme Sinn macht.

In meinem Buch *Die 12 Programme des Bewusstseins* habe ich mich ausführlich mit diesem Thema beschäftigt.

In diesen Programmen, die unsere Persönlichkeit ausmachen, befinden sich alle Begabungen, aber auch unsere Unfähigkeiten, die viel Sinnvolles und ebenso Unsinniges entstehen lassen. Alle Entscheidungen, die wir treffen, bestehen immer aus mehreren Argumenten, aus verschiedenen Neigungen und Verhaltensweisen, die unsere Persönlichkeit darstellen. Tief in uns, im Unbewussten, wirken Entscheidungsträger in alle Bereiche und Lebenslagen hinein. Je wichtiger etwas für uns ist, um so stärker mischt das Unbewusste mit. Es setzt Glaube und Hoffnung ein, wirkt aus Liebe oder aus tiefer Abneigung, übt Zurückhaltung oder macht Mut und steigert alles, wenn notwendig, durch Emotionen jeglicher Art.

Diese von Mensch zu Mensch unterschiedlichen Möglichkeiten und Mischungen von Logik und Meinung, von Realität und Hoffnung prägen jeden Menschen und bilden auf diese Weise seine Persönlichkeit. Dadurch entwickelt jeder Mensch eine ganz bestimmte persönliche Meinung zu dem, was Sinn oder Unsinn ist, und diese ganz eigene Einstellung kann sehr festgefahren sein, wenn Sturheit und Willenlosigkeit in der Programmierung mitbestimmend sind.

Tragisch werden die Stimulationen aus den unbewussten Teilen unserer Programme, wenn es um die eigene Meinung in Bezug auf Krankheit und Therapie geht – zum Beispiel, wenn Sie eigene Beurteilungen, Meinungen und die daraus entstehenden Entscheidungen, die Bemühungen von Arzt und Helfern, als falsch oder sogar sinnlos ansehen.

Solche konträren Ansichten zur Behandlung sind in der Lage, wirksame Therapien zu neutralisieren und sogar Meinungen entstehen zu lassen wie: Diesen Unsinn mache ich nicht mehr mit. Weshalb dann rettende Therapien abgebrochen werden. Das Gute ist aber, dass wir aus destruktiven Verhaltensweisen ausbrechen können. Wenden wir uns doch einfach dem Programmierer, unserem Höheres Selbst zu. Unser göttliches geistiges Bewusstsein ist der Schlüssel zum Gewahrsein dieser Instanz, und das Tor dorthin ist uns allen zugänglich: die Meditation. Sobald wir gelernt haben, unser kleines lärmendes Ich auszublenden, ist der Weg zum höheren Bewusstsein frei. Über Intuition und Inspiration, vielleicht auch durch Vermittlung von geistigen Helfern, nehmen wir Anteil an der unserem kleineren Ich weit überlegenen Welt des schaffenden Geistes und bekommen Einblick in unsere Programme und vielleicht auch in die Programme anderer Menschen.

Geistheilung

Die Wahrheit ist nicht festgeschrieben. Sie ist immer angebunden an den Zeitgeist. So, wie sich die Zeitumstände verändern, wandelt sich auch die Wahrheit.

Vielleicht ist es Ihnen ebenfalls schon so ergangen, dass das, was Sie noch vor einiger Zeit für wahr hielten, sich heute für Sie als großer Irrtum darstellt. Sobald sich der Mensch in seinem Bewusstsein verändert, entsteht eine neue Betrachtungsweise, was wahr oder unwahr ist. Man könnte sagen: Was wir für wahr ansehen ist nur eine Abfolge von Wahrscheinlichkeiten – oder anders ausgedrückt:

Die Wahrheit von gestern ist der Irrtum von heute.

Besonders in der Heilkunde kann das Festhalten an längst widerlegten Wahrheiten für viele Klienten tragisch sein. Der größte Irrtum in der Schulmedizin besteht darin, den Körper heilen zu wollen, ohne an den Geist und die Seele zu denken. Doch Körper, Seele, Geist sind eins und *dürfen* nicht getrennt betrachtet werden. Fortschrittliche Mediziner verfolgen einen ganzheitlichen Denkansatz. In Gesprächen mit Ärzten hörte ich immer öfter: Körperliche Krankheiten stellen oft einen Versuch dar, eine seelische Verletzung auszugleichen, einen unbewussten Konflikt zu lösen. Leiden ist ein Selbstheilungsprozess. Wir wissen nicht immer, wie das geschieht, aber Körper und Seele sind mit dem Geist zeitlebens verbunden.

Wenn wir geboren werden, benötigen wir Luft, Nahrung und Liebe. Sind diese drei Elemente vorhanden, entwickelt sich durch unsere vererbten Fähigkeiten unser Körper. Unser Bewusstsein mit seinen mitgebrachten Talenten, Fähigkeiten und Unfähigkeiten lernt zeitlebens über den Körper, mit dem Körper und durch den Körper die Welt der Erscheinungsformen zu erfassen. Der Körper dient unserem Bewusstsein, damit wir unsere Außenwelt erfassen. Über die Sinnesorgane ergründet er für uns die Welt der Erscheinungsformen. Unser Bewusstsein entwickelt sich in der Evolution *mit dem Körper* in Richtung Vervollkommnung. Durch das Zusammenspiel von Körper und Seele, Geist und Materie erkennt der Geist durch das Leben seine schöpferische Entfaltung.

Kommen die lebenserhaltenden Prozesse, die wir der Seele, dem Unbewussten zuschreiben, mit den Bedingungen nicht klar, benutzt die Seele den Körper als Projektionsfläche. Körperliche Krankheiten sind oft ein Versuch der Seele, innere Verletzungen auszugleichen. Es ist ein Hilfeschrei der Seele, mit dem sie uns sagen möchte, dass sie mit den Bedingungen nicht klarkommt.

Vielen medialen Heilern werden die zur Krankheit führenden Zusammenhänge von ihren *geistigen Lehrern* erklärt. Doch reicht unser Wissen aus, die diesseitigen und jenseitigen Berührungspunkte zu verstehen? Ich glaube nicht. Viele haben sich noch lange nicht von esoterischen Fehldeutungen befreit, und vieles muss noch entmystifiziert werden. Der heutige Arzt ist kein Schamane oder Quacksalber mehr, er ist Schulmediziner. Die Naturwissenschaft vermittelt ihm ein solides Wissen über das körperliche Geschehen, so wie der Name Schulmediziner es sagt: *Er wird geschult.*

Jeder Heiler sollte sich fragen: Verstehe ich wirklich die Zusammenhänge, wie der Geist das Materielle belebt, oder habe ich nur eine Meinung darüber? Kann ich die Fragen meiner Klienten so beantworten, dass sie Vertrauen zu mir haben? Meine Beobachtung bei so manchem Heiler ist diese: Gelingen die ersten Heilungen, stellt sich ein Selbstbewusstsein ein – »Ich bin ein Heiliger, ein Auserwählter« –, und jegliche Bemühungen, sich weiterzubilden, werden eingestellt. Und das, obwohl sich herumgesprochen hat, dass das heutige Wissen aus dem Unwissen von gestern entstanden ist. Das schließt nicht aus, dass es weiterhin den tiefgläubigen Gebetsheiler geben wird, und das ist auch gut so, weil viele Kranke es so wollen. Doch die Erfahrungen, die ich mit meinen menschlichen und geistigen Helfern mache, lassen erkennen, dass die Geistige Welt wünscht und uns Heiler darin unterstützt, dass wir mündig werden und verstehen, was wir tun.

Eines ist doch klar: Jeder Heiler kann nur diagnostizieren, was er kennt. Selbst, wenn wir Fragen an den Geist stellen und von dort Antworten empfangen, können wir die Information nur verstehen, wenn wir die Zusammenhänge begreifen. Wollen wir Heiler unseren Berufsstand (2004 BVG) hochhalten, dann sollten wir uns bemühen, ständig zu lernen. *Auf keinen Fall darf der Klient das Experimentierfeld unserer Unwissenheit sein.* Und dieser letzte Satz gilt für beide Lager: Schulmedizin und Geistheilung.

Betrachten wir als Erstes die Schulmedizin … In einer fünfzig Jahre alten Zeitschrift fand ich den Hinweis, dass es zwanzig Prozent chronisch Kranke in Deutschland gibt. Heute sind es mehr als fünfzig Prozent. Ist das ein Fortschritt? Es sieht eher nach einem Fortschritt der Nebenwirkungen in der Heilung aus. Warum ist das so? Seit über hundert Jahren werden die Heilungssuchenden nach dem gleichen mechanischen Weltbild als Maschinen behandelt und deren Teile einzeln betrachtet. Kann die Medizin aus diesem ihrem Weltbild noch etwas lernen? Eine linear-kausale Naturwissenschaft, die in Ursache-Wirkung-Verbundenheit denkt, ganz sicher nicht. Dazu müsste die Frage beantwortet werden: *Was ist Leben überhaupt?*

Doch eine Wissenschaft, die den Geist bei ihren Betrachtungen außen vor lässt, wird niemals die komplexen Vorgänge in den kleinsten Strukturen der Elementarteilchen und die daraus resultierenden zellulären Prozesse eines Lebewesens erklären können. Wird auch noch die Seele außen vor gehalten, kann der Fortschritt in der Medizin niemals erklären: *Was ist Lebenswille? Was ist Anpassung? Was ist Selbstheilung?* Schon gar nicht: *Was ist Liebe, Glaube und Gottvertrauen? Was ist Bewusstsein?*

Die Tragweite dieser Aussage sollten wir uns immer vor Augen halten und daraus Erkenntnisse ziehen.

Der eigentliche Fortschritt sollte sein, dass wir Erkenntnisse über den Sinn des Lebens gewinnen. Nur eine Höherentwicklung unseres Bewusstseins ist Fortschritt, jegliche Technik ist nur Beiwerk. Die größte Herausforderung für alle Geistheiler dürfte darin bestehen, die scheinbar unüberwindlichen Gegensätze der Naturwissenschaften gegenüber dem eigenen Bewusstsein von Geist und Seele einzuordnen.

Wir sind Bewusstsein, das Selbstregulierung und Heilung beherrscht, die Gene als Basis nutzt, doch in der Lage ist, die Bausteine des Lebens zu formen und zu forcieren. Es gibt also ein Programm der Selbstregulierung, das von den Naturwissenschaften bisher wenig erforscht wird, weil es einzig und allein im Zusammenhang mit Geist und Seele verstanden werden kann.

Diese Unwissenheit über das, was Leben ist, führt dazu, dass jeder dritte Erwachsene in Deutschland die Verantwortung für seine Gesundheit eher bei anderen als bei sich selbst sucht. Das ist für das Volk der Dichter und Denker wahrlich ein jämmerlicher Bewusstseinszustand. Männer sehen sich dabei sogar deutlich weniger in der Pflicht als Frauen. Ihre Gesundheitsauffassung ist meistens geradezu liederlich und nachlässig. Vom starken Geschlecht vertraut jeder zweite lieber auf die Ratschläge und Hilfe von Ärzten und Doktoren, bei den Frauen dagegen nur jede vierte.

Dies ist keine Annahme, sondern das zeigt eine vom Wissenschaftlichen Institut für Nutzen und Effizienz im Gesundheitswesen der Techniker Krankenkasse durchgeführte repräsentative Studie zum Thema Klientenzufriedenheit.

Ob alle ihre Beschwerden und Schmerzen wieder verschwinden, sehen viele Menschen als eine Art Schicksalsfrage an, die in den Sternen steht. Das ist ebenso naiv wie dumm. So schreibt jeder vierte (28 Prozent) seine Genesung eher Glück oder Pech zu. Er weiß nicht so recht, ob er in einem Krankheitsfall wieder gesund wird. Niemand von diesen 28 Prozent ist offenbar in der Lage anzunehmen, dass sie auch selbst aktiv beteiligt sein könnten und es einer Lebensumstellung oder Veränderung der Ernährung bedarf, um wieder gesund zu werden. Offensichtlich ist auch die Aufklärung der Ärzte darüber mehr als lückenhaft.

Die Wissenschaft weiß längst, dass der Therapieerfolg bei den vielen unterschiedlichen Diagnosen, die es ja auch noch gibt, wesentlich davon abhängt, wie gut der Klient mitarbeitet und welches mentale Denkkostüm er besitzt. Die gesamte Lebenseinstellung des Klienten hat einen wesentlichen Anteil am Gelingen einer Therapie – und hier sollte die eigentliche Gesundheitsaufklärung anfangen.

Diese Aufklärung trifft auch für uns Geistheiler zu, denn vielen Menschen, die zu uns kommen, fehlt es an Glauben und Vertrauen, und darum sagen sie: »Bitte heile mich.« Das trifft besonders bei Austherapierten und chronisch Kranken zu. Sie haben irgendwann in der Vergangenheit vergessen oder gar nicht erst begonnen, Selbstverantwortung zu übernehmen. Wenn es uns Geistheilern nicht gelingt, im Gespräch mit dem Klienten den Hintergrund der Krankheit aufzudecken, wird unsere Hilfe verpuffen und der Klient in seiner Ansicht noch gestärkt: »Mir kann sowieso keiner helfen.« Solche Gespräche, die den Fokus einer Erkrankung aufdecken, sind nicht leicht zu führen. Einfach betrachtet gibt es dabei zwei Hauptrichtungen, in denen wir suchen müssen. Es sind einmal die Umweltbedingungen, die Belastung durch Strahlen jeglicher Art, chemische Belastung und zwischenmenschliche Beziehungen. Andererseits ist aber die Ursache für den größten Teil der Erkrankungen im Menschen selbst zu suchen. Es sind die Menschen selbst, die durch falsche Lebenseinstellung und Mangel an Verantwortung die Krankheit in sich entstehen lassen.

Aufklärung und Therapie müssen hier Hand in Hand gehen.

Gedanken zum Geistigen Heilen

Nach jeder Behandlung, die nicht zum Erfolg führte, entstehen oft Gedanken wie: Ist es Karma? Darf ich überhaupt heilen, oder bekomme ich überhaupt Hilfe von einem geistigen Helfer? Das sind Fragen, vor denen sich jeder Heiler hüten sollte, denn sie schüren den Selbstzweifel, und wenn wir verzweifeln, verlässt uns die Kraft zum Heilen.

Solange wir den Sinn einer Erkrankung nicht kennen, haben wir es schwer, die richtige Einstellung zur Hilfe zu finden. Besonders die Frage, ob man einen geistigen Helfer hat, ist fehl am Platz. Auch wenn wir glauben, bereits einen Kontakt zur göttlichen Ebene gefunden zu haben, ist das doch nur subjektiv. Egal, ob Sie meinen, dass Ihnen noch einiges zum Heilen fehlt, oder ob Sie glauben, sich Ihrer geistigen Helfer sicher sein zu können, es gibt dabei keine absolute Gewissheit.

Geistiges Heilen ist eine Suche nach Vollkommenheit, eine Suche nach Gott, und zwar »ein Leben lang« – und das ist anstrengend. Ein Heiler muss ständig Augen und Ohren offenhalten, er muss vorsichtig lauschen und aufmerksam fühlen, sonst findet er keine anerkennende Hilfe. Und eines darf der Heiler auf keinen Fall: Seine Wahrheiten anderen um die Ohren schlagen, besonders nicht, wenn er glaubt, absolut sicher zu sein. Es ist hilfreicher, nach Wahrheit zu suchen, als sie zu verkünden. Suchen heißt: ständig darauf gefasst sein, dass die Schöpfung Gottes, und dazu gehören auch alle Klienten, anders ist, als wir glauben, denn die letzten Antworten aus der Geistigen Welt sind noch lange nicht gegeben.

Vielleicht ist es ein großer Irrtum, alles an Erkenntnis und Wissen hier auf Erden mit unserem Denken finden zu wollen. Der Glaube daran lässt Rechthaberei zur Gewohnheit werden, und das ist eine Gefahr, die in allen Menschen steckt. Doch eines ist sicher: Das Wissen von heute ist die Unwissenheit von morgen. Das einzig Sichere ist, dass sich alles ständig verändert. Die Evolution, die Schöpfung verlangt von uns ständiges Anpassen, ständiges Lernen. *Immer!*

Hinter jeder Krankheit eines Menschen verbirgt sich etwas Neues, denn jeder Mensch ist einmalig. Als Heiler freuen Sie sich auf jede neue Einmaligkeit. Bleiben Sie bei jeder Diagnose neugierig und kreativ. Wenn Sie das beherzigen, sind Sie eins mit der Schöpfung, denn der schaffende Geist wirkt immer kreativ in Richtung Vollkommenheit. Weil wir den Weg in die Vollkommenheit weder verstehen noch kennen, schon gar nicht, wenn der Weg über eine Krankheit in die Vervollkommnung führt, bleibt uns nichts anderes übrig, als wachsam zu sein.

Sehen Sie als Heiler jeden Klienten als ein Geschenk – ein Geschenk, etwas Neues zu erfahren, etwas Neues zu lernen. Wenn Sie das nicht beherzigen, werden Sie von der Entwicklung überrollt und bleiben mit Ihrer konservativen Haltung im Strom der Entwicklung stecken.

Freuen Sie sich jeden Tag auf jeden Klienten, der bei wachsamer Aufgeschlossenheit Ihrerseits Ihr und sein Bewusstsein in Richtung Vollkommenheit anheben wird.

> *Jede therapeutische Maßnahme sollte so geschehen, dass sie sich irgendwann selbst überflüssig macht, sonst schafft sie Abhängigkeit.*

Immer wieder wurde ich gefragt: Was machen wir mit den Kranken, die trotz allem Bemühen nicht gesund werden? Obwohl solche Klienten vorübergehend auf die Behandlung ansprechen, hält die Verbesserung nicht lange an, und sie kommen immer wieder. Solche erstarrten Klienten haben entweder einen oder mehrere bisher nicht aufgedeckte Verursacher oder benötigen zusätzlich noch eine andere Therapieform. Hier bietet sich das Zusammenwirken der medizinischen Heilkunde mit der Geistheilung als sehr effektiv an, weil es ein Ergänzen ist, eine sinnvolle Zusammenführung zweier Heilansätze, ohne sich gegenseitig zu behindern.

Selbst ein ernsthaft Erkrankter besitzt noch in vielen Bereichen eine hohe Vitalität. Hieraus ergibt sich die Frage: Wie können wir die gesunden Energien, über die er noch verfügt, in die Heilung mit einbeziehen? Sprechen Sie liebevolle Affirmationen von gegenseitiger Hilfe mit der Bitte, der Starke möge den Schwachen helfen. Drücken Sie in Gedanken und vielleicht sogar in gesprochenen Worten die Tatsache aus, dass Leben Organisation ist. Nur im bedingungslosen Austausch von Informationen entstehen Harmonie und Gesundheit. Denken Sie es und sprechen Sie es auch aus: *Leben ist Austausch, Leben ist gegenseitige Hilfe, der Gesunde, der Starke hilft den Schwachen.* Drücken Sie es so aus: *Gegenseitige Hilfe ist der Grundsatz von Heilung und Leben.* Wenn Sie das mit großer eigener Überzeugung vertreten, werden sie so manchem austherapierten Kranken eine heilende Hilfe bieten.

Bleiben Sie bei all Ihren Bemühungen in der Heilung flexibel, ändern Sie Ihre Vorgehensweise, lernen Sie Neues hinzu, denn Routine und Schema F führen in die Degeneration. Ich möchte sogar noch weiter gehen: *Wer sich nur selbst* ändert, ist ein Träumer, *und wer nur das Außen und nicht gleichzeitig sich selbst verändert, ist ein Heuchler.* Jeder Heiler sollte erkennen, dass Menschen dazu da sind, anderen zu helfen. Das Leben ist ein ewiger Evolutionsprozess, der von uns verlangt, uns ständig anzupassen, Neues dazuzulernen.

Und wir sollten nie vergessen, dass unser Leben in zwei Dimensionen existiert. Wenn Sie die unsichtbare Geistige Welt in Ihre Bewusstseinserweiterung immer mit einbeziehen, gehören Sie zu den im Bewusstsein Erwachten, und dann gelingt Ihnen in der Heilung fast alles.

Es wird gesagt, dass die besten Therapeuten die sind, welche die zutreffendsten Diagnosen stellen. Somit sollte jeder Therapeut sich fragen: »Kann ich mit meinen Erfahrungen und meiner Einfühlung die besten Resultate für eine Diagnostik bieten?« Schauen wir uns etwas um. Ich glaube sagen zu können, dass die Vertreter der Schulmedizin und zum Teil auch der Naturheilkunde diktatorische und autoritäre Verhaltensweisen zeigen. So werden aufgrund von Laborwerten und Statistiken Behandlungen verabreicht, die rein gar nichts mit dem psychisch-seelischen Befinden des Klienten zu tun haben. Das sind Behandlungen auf gut Glück – mal sehen, ob dieses Medikament anspricht.

Je unsicherer der Therapeut ist, umso stärker dürfte sein Verlangen sein, dogmatisch zu handeln. Das gilt besonders für das Halbwissen in der esoterischen Szene und bei einigen Geistheilern. Statistiken hin und Erfahrungen her, es bringt nur wenig, denn jeder Mensch ist einmalig, und zusätzlich verändern sich ständig alle Einflüsse, die den Menschen betreffen.

So schön es ist, wenn ein Geistheiler die Aura, die Meridiane, die Chakren betrachten kann, in den Handlinien und im Gesicht viele Merkmale erkennt und auf diese Weise sich ein Bild macht. Es ist dann oft ein Bild, das mit Erfahrungen und Erinnerungen verglichen wird, und herauskommt der Behandlungsplan. Grundlage sind die »Laborwerte« des Geistheilers, seine »Erinnerungsstatistiken«.

Hier mein Wunsch an alle Heiler ...

Lösen Sie sich von Vergleichen. Auch wenn Ihre Behandlungen bei anderen Klienten erfolgreich waren, ist doch jeder Mensch einmalig, kommt aus einem anderen Milieu und bringt somit andere Entstehungsgeschichten mit. Glauben Sie mir, Ihre stärksten Verbündeten sind Nichtwissen und anfängliche Ahnungslosigkeit. Diese schützen Sie vor Hochmut und voreiligem Handeln. Lassen Sie die Vergangenheit los, fühlen Sie sich in den Klienten ein, erspüren Sie seine Hilflosigkeit, dann werden Sie erstaunt feststellen, dass hier etwas ganz anderes vorliegt, als Sie zuerst glaubten.

Bleiben Sie immer neugierig, steigern Sie Ihre Wissbegierde, denn hinter jedem Klienten verbirgt sich eine andere Entstehungsgeschichte. Und nochmals, lassen Sie die Vergangenheit ruhen, denn sie führt nur in die Routine, und schon sind Sie im dogmatischen Verhalten. Einzig aus einem tiefen Gefühl der Gewaltfreiheit und der liebevollen Zuwendung kommen Sie in die Weisheit des Heilens. Nur so erkennen Sie den tieferen Sinn Ihrer Tätigkeit und verstehen den Sinn der Erkrankung des Leidenden.

So gesehen steigert jede antiautoritäre Behandlung Ihre Selbsterkenntnis und Selbstfindung.

Wer nicht über die nötigen Erkenntnisse und Demut (Mut zum Dienen) verfügt, läuft Gefahr, beim Heilen die falschen Schlüsse zu ziehen. Das kann so weit gehen, dass sich durch eine falsche Diagnose die Heilabsicht mit der Krankheit verbindet und der Körper diese nicht mehr freigibt. Nennen wir es nonverbale Suggestion, zum Beispiel: »Wer einen Kranken verurteilt, der irrt; wer einem Kranken hilft, der irrt nie.« Heilen bedeutet Auflösung und Neubeginn, ohne zu verurteilen, aber mit Einfühlung und Hingabe.Heilungen können nur gedeihen *durch gute Gedanken, gute Worte und Taten.*

Wollen wir diesen sehr alten Spruch der Heilkunde verwirklichen, dann benötigt jeder Heiler Achtsamkeit, Rücksichtnahme, Wahrheitsliebe, Gerechtigkeit und Barmherzigkeit. Nur so entsteht bedingungslose Nächstenliebe, die alles verbindet und sich vereint in einem bedingungslosen Heilprozess, der mit tiefer Dankbarkeit einhergeht.

Die meisten Geistheiler haben gelernt, dass Übertragungen regulierender Informationen, nennen wir sie Heilenergie, Heilungen ermöglichen. Dafür, dass aus Möglichkeiten Tatsachen entstehen können, ist Gutes zu tun die Voraussetzung. Gutes zu tun verlangt gute Worte, und gute Worte verlangen gute Ge-*danken*. Heilung setzt *Danken* voraus.

Machen wir etwas falsch, wenn wir erst am Schluss einer Behandlung danken? Ich glaube schon, denn wenn wir das Danken an den Schluss unser Heilarbeit setzen, bedanken wir uns für die Vergangenheit, für das, was wir getan haben, aber nicht für Zukünftiges, nicht für das, was erst noch geschehen soll. Heilung setzt Danken *voraus*, denn wir heilen doch Jetzt für das Künftige. Weil alle Krankheiten aus der Vergangenheit kommen, sollten wir die Vergangenheit verlassen und uns Jetzt für die Zukunft bedanken.

Wollen Sie als Heiler mehr Erfolg, dann beginnen Sie mit guten Ge*danken.* Bedanken Sie sich in voller Achtsamkeit dafür, dass Ihnen die Möglichkeit geboten wird, Heilung zu vermitteln. Bedanken Sie sich, dass Heilung geschieht. Sprechen Sie in Anwesenheit eines Kranken und besonders während der Behandlung »gute Worte«. Sprechen Sie nur in Vollkommenheitsbegriffen, niemals über Möglichkeiten. Sagen Sie nicht »hoffentlich« oder »wenn wir Glück haben« oder »ich versuche«. Sagen Sie nie: »Mal sehen, ob es bei Ihnen hilft.« Blicken Sie niemals zurück.

Gutes Tun bei den Behandlungen, in Ausdruck und Verhalten, sollte auf die guten Gedanken und guten Worte folgen. Heiler, die diesen Weg gehen, werden erleben, dass sie den Menschen hinter dem Menschen berühren, seine Seele. Er wird gerührt sein, und das ist der Weg in die Harmonie, in die erstrebte Beschwerdefreiheit.

Der Erfolg beim Geistigen Heilen liegt darin begründet, dass der Heiler sich für das bedankt, was er dem Kranken für seine Zukunft vermittelt, für das, was geschehen soll, das Zukünftige. Unsinn in der Behandlung ist immer dann gegeben, wenn ein Heiler sich für das bedankt, was er bereits getan hat. Leider ist dieser Unsinn, sich für die Vergangenheit zu bedanken, sehr weit verbreitet. Einige Heiler hegen sogar die Erwartung, dass der Klient sich bei ihm, dem Heiler, für seine außergewöhnliche Tätigkeit bedankt. Bleiben wir beim Danken.

Auch der Klient sollte sich bedanken, aber an erster Stelle bei seinem Körper, bei seinen unbewussten Heilungskräften. Egal welche Therapie, welches Medikament, welche Anwendungen – die Seele, das Unbewusste, muss alle Informationen aufnehmen, verarbeiten und Regulierung, also Heilprozesse, daraus machen. Meine Erfahrungen beim Heilen haben gezeigt: Wenn ich den

Klienten darauf aufmerksam machte, dass er sich bei sich selbst, bei seinem Körper, seiner Seele bedanken sollte, dann verliefen die Regulierungsprozesse deutlich besser. Fast alle Klienten, die ich fragte, ob ihnen bei früheren Behandlungen von ihren Therapeuten geraten wurde, sich bei ihrem Körper und der Seele zu bedanken, antworteten mir, davon hätten sie noch nie etwas gehört. Ist das ein Grund, warum viele Therapien nicht anschlagen? Wenn das so wäre, wurde bisher viel falsch gemacht, wurden unsinnige Behandlungen vorgenommen.

Menschen sind bequem:

Manche Menschen hören schon auf, etwas für ihre Gesundheit zu tun, wenn sie vom Arzt ein Rezept erhalten haben.

Heil-Energie

Für Geistheiler spielt der Energiebegriff eine große Rolle. Die meisten gehen davon aus, dass sie bei ihren Behandlungen mit Energie arbeiten, und glauben, dass sie Energie fließen lassen, Energie übertragen und am Energiekörper arbeiten. Das kann so weit gehen, dass einige sich Energietherapeuten nennen. Auch Alternativmediziner benutzen diesen Begriff, zum Beispiel bei der Bioresonanz oder Akupunktur.

Physiker stoßen sich am Begriff Energie, wie Heiler ihn verwenden, und die meisten Psychologen verzichten bei Erklärungen ganz auf ein energetisches Modell.

Liegt der Geistheiler richtig mit seinen Erklärungen? Die Wissenschaft unterscheidet Energien, zum Beispiel elektrische, magnetische oder chemische und Atomenergie. Weiterhin erklärt sie, dass Energie weder entstehen noch vergehen kann, man kann sie nur von einer Form in eine andere umwandeln. Ist es nun richtig, von Lebensenergie zu sprechen oder von geistiger oder feinstofflicher Energie?

Bleiben wir zunächst beim wissenschaftlichen Modell, dann wäre die Tätigkeit eines Heilers der Umwandlungsprozess von Energie. Gehen wir noch einen Schritt weiter. Glauben wir deshalb an unsere seelisch-geistige Unsterblichkeit, weil wir energetisch gesteuerte Wesen sind und Energie nicht vernichtet, nur umgewandelt werden kann? Hier sollten wir innehalten und fragen: Wirken Geistheiler mit Energie oder nutzen sie Energie als Trägersubstanz?

Lebensenergie und Vitalität sind für jeden Heiler vertraute Begriffe und auch ein Teil unserer Umgangssprache. In welchem Verhältnis steht die geistige Heilkraft zur Lebensenergie? Wir können auch mit anderen Begriffen hinterfragen: Prana, Orgon, Qi, feinstoffliche Energie und viele andere in der Heilkunde bekannte Energiebeschreibungen sind vertraute Formulierungen. Handelt es sich dabei um realistische Beschreibungen oder ist es nur eine Meinung?

Wir wissen heute, dass wir in einem bipolaren Universum leben und dass auch alle Energieformen, die wir kennen, bipolar sind. Weil nicht nur wir Menschen energiegesteuerte Wesen sind, besteht das, was wir Lebensenergien nennen, aus pluspoligen und minuspoligen Feldern. Weiterhin ist bekannt, dass Energie vom höheren zum niederen Potenzial fließt. Somit hätten wir es, wenn wir vom energetischen Heilen sprechen, mit einem Ausgleich zwischen zwei Energiepotenzialen zu tun, einem Geben und Nehmen. Aber das allein kann es nicht sein. Das Leben selbst trägt in sich eine Selbstregulation, also Bewusstsein, doch Bewusstsein können wir nicht als energetisches Potenzial ansehen, Bewusstsein hat etwas mit Intelligenz zu tun, und ich habe noch nie gehört, dass Energie intelligent ist. Doch wissen wir, dass Energie als Transportmittel für Informationen genutzt werden kann. Telefon, Rundfunk und Fernsehen sind die bekanntesten Anwendungen für Informationsübertragung durch Energie. Regulationsprozesse, auch Heilungen, entstehen durch Vermittlung von Information, egal ob sie aus dem eigenen Bewusstsein (Selbstregulierung) kommen oder von außen übertragen werden. Es ist die Information, die heilt, nicht die Energie. Energien jeder Art, elektrische, magnetische oder feinstoffliche, eignen sich vortrefflich für Informationsübertragung, ob technisch oder biologisch.

Wenn Heiler also von Energieübertragung sprechen und sogar meinen, dadurch entstehe Heilung, dann liegen sie falsch, weil sie meinen, die Energien würden heilen, aber das tun sie nicht. Dies ist ein weit verbreiteter Irrtum vieler Heiler. Sie könnten effektiver wirken, wenn sie nicht in Gedanken Energie schicken, sondern an Informationsübertragung denken. Ein Heiler, der in moderner Geistheilung ausgebildet ist, wie ich sie verstehe, bindet physikalische und biologische Erkenntnisse bei Heilanwendungen mit ein. Solche Heiler arbeiten besonders erfolgreich und, was wesentlich ist, sie können halbwegs erklären, wie Geistiges Heilen funktioniert.

Noch einmal: Es ist bekannt, dass es bei den Lebensenergien Plus und Minus gibt und das ganze Universum bipolar ist. Somit wirkt auch bei jeglicher Heilanwendung Yin und Yang, und wir wissen, dass Energie vom höheren zum niederen Potenzial fließt. Daraus können wir schließen, dass dann, wenn die Heilinformationen zwischen Heiler und Klienten nicht zum Fließen kommen, kein Gefälle vorhanden oder das System in sich erstarrt ist. Heilinformation kann somit nur übertragen werden, wenn ein energetisches Gefälle besteht. Erstarrt das Geben und Nehmen, dann ist der lebensnotwendige Informationenaustausch blockiert. Starre kann aus unterschiedlichen Gründen entstehen, zum Beispiel, wenn ein Mensch starr vor Wut ist, starr vor Angst, starr vor Gleichgültigkeit. Ein mit »starr« verwandter Begriff ist Sturheit. Auch hier werden wir erkennen, dass Sturheit eine Informationsblockade darstellt.

Immer wieder musste ich erleben, dass Heiler einfach drauflos heilten, obwohl sie spürten, dass keine Energie floss. Die Aufgabe wäre gewesen, sich der Starre anzunehmen, sich zu fragen: Wie kann ich sie aufbrechen? Aber das ist kein Heilen, es ist ein Vorbereiten des Klienten für spätere Heilanwendungen. Der Unsinn ist darin begründet, dass viele Geistheiler ihrer Heilkraft vertrauen, drauflos heilen und dann erstaunt sind, dass ihre Bemühungen den Klienten in eine gähnende Leere der Hoffnungslosigkeit führen, weil nichts geschieht. Schnell wird dann die Seite von Schicksal und Karma aufgeschlagen.

Den Fokus zu finden, der einen Menschen leidend oder krank macht, ist nicht einfach, denn es gibt zu viele krankmachende Symptome. Deswegen benutze ich einen Fragenkatalog, den ich mit sensiblen oder verstockten Klienten durchgehe. Während der Hilfesuchende die verschiedenen Sätze liest, habe ich die Möglichkeit, Reaktionen bei ihm zu erkennen. Diese Vorgehensweise ist deshalb so wichtig, weil dadurch Klient und Heiler erkennen, welche Worte, welche Sätze Leid und Hilflosigkeit erzeugen, welche ernst genommen werden und von welchen man am liebsten gar nichts wissen möchte.

Beim Lesen oder Vorlesen der folgenden Sätze wird der Hilfesuchende beim jeweiligen Thema mehr oder weniger starke Reaktionen zeigen, besonders wenn ein Thema angesprochen wird, das er nicht beherrscht.

Willst du stark und unbeeinflussbar werden, verändere deine Vorstellungen über …

1. *deinen Körper und das, was dich krank und gesund macht.*
2. *dein Denken – wie du denkst und was du denkst.*
3. *dein Wirken, deine Behandlungen, deinen Beruf.*
4. *dein Wissen, Lernen und Suchen.*
5. *deine Angst, deine Liebe und deine Gefühle.*
6. *deine Beziehungen zum Du, Partnerschaft, Gesellschaft.*
7. *das, was du als Recht und Ordnung verstehst.*
8. *Krankheit und Heilung bei dir und in der Natur.*
9. *deinen Glauben und darüber, wie du Körper, Seele, Geist verstehst.*
10. *Autorität und Menschenführung.*
11. *das, was du bist und wie du dich selbst siehst.*
12. *das, was du der Schöpfung geben möchtest.*

Warum schreibe ich das und biete hier diesen Fragenkatalog an? Nun, in letzter Zeit musste ich erfahren, dass verschiedene ausgebildete Heiler mich fragten, ob man nicht diese oder jene Methode zusätzlich lernen sollte. Es waren Methoden, bei denen Formeln, Beschwörungen und Rituale eingesetzt werden, ohne vorher in irgendeiner Weise zu hinterfragen, warum der Mensch krank ist. Dabei wissen wir doch alle, dass es eine Krankheit ohne Verursacher nicht gibt und Heilung nur entstehen kann, wenn der Verursacher neutralisiert oder in irgendeiner Weise aufgelöst wird.

Wenn ein Heiler den schnellen Weg sucht, mit einfachen, oder besser: bequemen Methoden zu heilen, also ohne Lebenshilfe, dann steckt wahrscheinlich einer von zwei Gründen dahinter. Einmal kann es sein, dass er sich bei einer Diagnose schwertut und wegen mangelnder Ganzheitsschau Schwierigkeiten hat, den Verursacher aufzudecken. Das bedeutet, ihm fehlt Wissen. Andererseits kann dahinterstecken, dass es ihm zu zeitaufwendig ist, lange herum zu suchen, woher die Krankheit kommt. Er benutzt lieber Formeln und Beschwörungen.

Sollten Sie einen Menschen kennen, der so heilen möchte, keine Moral und keine Liebe zum Hilfsbedürftigen kennt, dann raten Sie ihm, etwas anderes zu tun und diesen Unsinn als Heiler aufzugeben.

Es gibt aber eine Möglichkeit, unrealistischen Verhaltensweisen vorzubeugen – nämlich, indem man lernt, die eigenen Unfähigkeiten zu erkennen. Das geht nur durch Weiterbildung und Wissensaustausch im Kreise Gleichgesinnter.

Heilen und Liebe

Die größte Heilkraft ist die Liebe. Diesen Satz kennen Sie alle, doch scheinbar funktioniert das nicht immer mit der Liebe. Machen wir etwas falsch oder haben wir unrealistische Vorstellungen von der Liebe? Liegt es vielleicht daran, dass alles einen Sinn haben soll und dies bei der Liebe irgendwie anders ist? Viele therapeutische Maßnahmen erweisen sich als wirkungslos, sie sind sinnlos. Auch die Liebe? Dabei möchten wir der heilenden Kraft der Liebe doch einen Sinn geben. Aber wenn Liebe die größte Heilkraft ist und trotzdem oft nicht wirkt, was für ein Sinn steckt dann dahinter? Kann man Liebe überhaupt mit Sinn oder Unsinn in Bezug setzen?

Viele Studien haben gezeigt, dass eine Steigerung des Heilungspotenzials dann gegeben ist, wenn den krisenhaften Situationen, dem Leben, wieder ein Sinn gegeben wird. Sinngebung kann überall vielfältig gefunden werden. Eine lebensbejahende Spiritualität trägt sicher dazu bei, seelische und körperliche Leiden zu heilen. Auch das »Ja sagen« zu seiner eigenen Situation, zum Körper, zum Partner, zu Gott und der Welt unterstützt jede Heilanwendung. Das Annehmen, das Ja zu sich und der Welt, ist ein guter Begleiter für jede beratende und therapeutische Maßnahme. Vieles spricht heute dafür, dass der Weg in ein erfülltes Leben nur gelingt, wenn spirituelle und therapeutische Methoden verschmelzen. Wer nur eine der beiden verfolgt, läuft Gefahr, auf halbem Weg steckenzubleiben.

Allerdings können spirituell ausgerichtete Menschen, die tatsächlich den Geist Gottes erfahren, in der Verstrickung ihres eigenen Ichs gefangen bleiben, wenn sie bei Krankheit nicht gleichzeitig physiotherapeutische Wege einschlagen. Menschen, die nur physiotherapeutisch ausgerichtet bleiben, ohne das Geistige Ich mitzunehmen, laufen hingegen Gefahr, ewig auf der Stelle zu treten, weil sie ihre Erfahrungen nur innerhalb einer Wirklichkeit machen. So wie unsere Seele der verbindende Teil zwischen unserer irdischen Existenz und dem Höheren Selbst, unserer geistigen Realität, ist, so bekommt auch jede Heilbehandlung erst einen Sinn, wenn beide Seiten mit einbezogen werden.

Unser Lebenssinn ist multidimensional: Auf der einen Seite streben wir dem geistigen Erwachen, der Erleuchtung entgegen, und gleichzeitig müssen wir unsere physische und psychische Existenz vervollkommnen. Wir können unseren Lebenssinn nur verwirklichen, wenn wir beide Seiten bejahen. Und wenn wir das, was wir bejahen, dann auch noch lieben, setzen wir unser stärkstes Potenzial ein.

Als Geistheiler müssen wir bei unseren Klienten sorgfältig wählen, welchen Bezugsrahmen unsere liebevolle Anwendung haben soll. Unsere Sicht bestimmt den Weg der liebevollen Zuwendung, unsere Vorgehensweise ist bei jedem Menschen anders. Sie ist und bleibt einzigartig. Wir werden immer wieder auf neue unterschiedliche Sinnfindungen in der liebevollen Zuwendung stoßen und gleichzeitig neue Argumente benötigen, die bei unseren Klienten ein Ja hervorbringen – ein Ja zu ihrer Situation, ein Ja zu unseren Anwendungen und Empfehlungen, ein Ja zu ihrer spirituellen Existenz und zu dem, was sie lieben. Ein liebevolles Annehmen und ein klares Ja des Klienten wird der Heiler aber erst bekommen, wenn es ihm gelingt, die inneren Verstrickungen aufzulösen sowie lebensfeindliche lieblose Glaubenssätze durch eine Bejahung zu ersetzen.

Ein liebevolles Annehmen, gepaart mit Sinnfindung, kann nicht so einfach mit Worten herbeigeführt werden. Liebe und Lebenssinn wollen verstanden werden, damit sie in heilbringende Argumente fließen. Den Lebenssinn können wir mental finden, die Liebe können wir einzig über unsere Gefühle ergründen. Betrachten wir das großartige emotionale Geschenk der Liebe etwas genauer. Liebe ist eine Erfüllungsoption für sich selbst und für die Welt, Liebe ist scheinbar Sinn und Mittelpunkt für alle Lebensgemeinschaften. Wenn die Liebe mit der Schöpfung, der geistigen Kraft der Selbstverwirklichung gleichgesetzt wird, bedeutet das für uns geistige Wesen Anpassung und Ergebenheit an die Schöpfungsordnung.

Allumfassende Liebe ist nur in einem wertfreien Bewusstsein möglich. In der materiellen Welt, in der Welt der Bewertung, verliert sich die Liebe in persönlichen Erfahrungen, in mentalen und emotionalen Meinungen und Bewertungen: Ich liebe dich, ich liebe die Natur, ich liebe meine Eltern, meine Kinder, ich liebe Essen und Trinken, das liebe Geld und so weiter. Es ist nicht falsch, etwas zu lieben, denn was wir lieben, zerstören wir nicht, aber die wahre Liebe im Sinne einer höheren Wertigkeit ist das nicht. Sprechen wir von der Liebe der Schöpfung, dann ist es die Liebe, die für alle und alles da ist. Es ist die Liebe einer höheren Ordnung, und jedes Lebewesen trägt sie in sich. Sie ist Träger von Dualität, in vollendeter Form ist sie ein Perpetuum mobile, unerschöpflich, wiedergebend, reflektierend, mit der Kraft, die harmonische Ordnung schafft. Die Liebe in der Schöpfungsordnung fordert im guten Sinne komplette Abhängigkeit, bietet jedoch in allen Lebensbereichen eine verlässliche Struktur.

Geistiges Heilen ist somit abhängig von der All-Liebe, von einer unerschöpflichen Kraft, die aber nur fließen kann, wenn wir als Heiler im Modus des Empfangens und Gebens handeln. Die allumfassende Liebe ist für uns Heiler ein Geschenk, das wir ohne Anspruch auf Eigenmächtigkeit weitergeben dürfen, im Sinne unserer Abhängigkeit vom geistigen Strom der Liebe, aber nicht als Abhängigkeit des Klienten von uns (ich heile dich). Geistiges Heilen versetzt uns in die Rolle eines Vermittlers, eines Botschafters, mehr nicht.

Unsere Aufgabe als Heiler besteht einzig darin, den Heilungssuchenden dahin zu führen, dass er bereit ist, das Geschenk der allumfassenden Liebe anzunehmen.

Angst und Heilen

Wir leben gegenwärtig in einer schwierigen Zeit. Trotz unserer glänzenden technologischen Leistungen, unserer hochtönenden Behauptungen über den Fortschritt, ist die Entwicklung auf dem Raumschiff Erde äußerst bedenklich. In der Tat haben unsere Probleme inzwischen keine lokalen oder nationalen, sondern planetarische Ausmaße angenommen. Klimakatastrophen, Finanzkrisen, Atomkatastrophen sind staatenübergreifend. Proteste mit revolutionärem Charakter sind in vielen Ländern zu finden. Die Massen begehren auf, die politischen und wirtschaftlichen Ansichten verändern sich. Dann haben wir noch die Corona-Krise. Kann es sein, dass wir uns nun am Ende einer geschichtlichen Epoche befinden? Schließlich hat sich Ähnliches schon vorher zugetragen. Oder gibt es einen unbekannten Faktor, den wir außer Acht gelassen haben?

Die gegenwärtigen Krisen zwingen uns, innezuhalten und unsere Werte neu zu bestimmen. Viele von uns überdenken solche Möglichkeiten bereits, und in unserem intellektuellen Klima zeigt sich ein erstaunliches Phänomen: ein Aufbegehren gegen Macht und Manipulation aus Politik und Industrie und gleichzeitig ein Hinnehmen, ein Akzeptieren von Macht ausführenden Organen. Es wird gegen die Klimaerwärmung protestiert, und gleichzeitig fügen sich die Massen und lassen sich in ihrer Freiheit einschränken. Über Fernsehen und Internet ist die Information global, und schließlich sind wir, über die Presse aufgeputscht, alle davon betroffen. Wir haben alles entdeckt, wir haben die Welt erforscht. Wir haben alles bewiesen. Doch wir haben nichts verstanden, die Umwelt wird weiter zerstört und vergiftet, es gibt immer noch Krieg, Hass und Zerstörung. Weil wir ein Teil der Umwelt sind, geht es uns genauso. Trotz Versprechungen der wissenschaftlichen Medizin gibt es weiterhin Rheuma, Krebs, Allergien, Depression und viele andere Krankheiten. Wir haben nichts verstanden!

Warum schreibe ich das alles als Heiler? Weil es eine Tatsache ist. Es zeigt sich auch darin, dass immer mehr Menschen zu uns kommen, die den Frieden in sich verloren haben – Menschen, die aufgrund von Reizüberflutung wegen möglicher Katastrophen in psychische Unruhe geraten sind, Krankheitsbilder zeigen, die scheinbar keinen Verursacher haben. Wir finden bei ihnen flackernde, gestörte energetische Funktionsweisen, Störungen in den Chakren, Ausfälle in den Meridianen, die der Heiler dann als psychosomatische Erkrankungen ansieht und gegen die er entsprechend vorgeht.

Am häufigsten finden wir Rückenprobleme: »Ich halte den Informationsdruck nicht mehr aus.« Rheuma: »Es ärgert mich, ich bin sauer über den ganzen Mist in der Welt.« Allergien: »Ich kann nichts dagegen tun, ich bin wütend.« Das Problem dabei ist, dass nach scheinbar erfolgreicher Behandlung der Klient mit den gleichen Problemen wiederkommt oder die Behandlung abbricht.

Natürlich haben wir bei vielen unserer Klienten weiterhin Erfolg, doch es häufen sich die Fälle, bei denen wir auf unerwartete hartnäckige Widerstände stoßen. Es sind die Menschen, die Angst und Panikmache scheinbar aufsaugen und mit den Dramen der Zeit in Resonanz gehen. Dadurch stellt sich uns unweigerlich die Frage, was wir für diese Menschen tun können, die als Repräsentanten der kollektiven Not selbst in Not geraten. Grundsätzlich ist jede Krankheit, körperlich wie seelisch, mangelndes Bewusstsein, Unerfahrenheit – und daraus entstehen Angst und Aggression.

Weil die Angst als treibende Kraft hierbei eine zentrale Rolle spielt, sollten unsere Bemühungen in Richtung Angstüberwindung gehen. Angst finden wir im Chakrensystem und in energetischen Verbindungen von Nerven und Meridianen. Angst ist ein seelisches Phänomen und kann nicht einfach weggeheilt werden. Mit einfachem Handauflegen ist es sicher nicht getan. Im Gespräch und in den von uns gemessenen Dissonanzen in den bioenergetischen Feldern finden wir die

Hinweise für Regulierungen. Dabei müssen wir Heiler alles einsetzen, was wir neben der energetischen Heilarbeit beherrschen: Seelsorge, Lebensberatung, Suggestion, Affirmationen, Gebete. Jede Information muss liebevoll, bejahend, Mut machend gesprochen werden, und gleichzeitig sollten die energetischen disharmonischen Feldern der Angst kontrolliert abgebaut werden. Ein großer **Unsinn** in der Behandlung entsteht dann, wenn der Heiler nur Lebensenergie schickt. Dies kann die Angst sogar noch zusätzlich schüren.

Bei diesen Klienten dürfen wir nichts geben, sondern müssen herausnehmen, die Angst herausnehmen und Mut und Friedfertigkeit vermitteln. Bei all unseren Bemühungen dürfen wir eines nicht vergessen: Existenzängste sind Lebensängste, und diese sind für den Menschen immer bedrohlich.

Erbkrankheiten

»Gegen das genetische Erbe zu heilen ist unmöglich. Wir haben nur die Möglichkeit, den Gesamtorganismus zu stützen, damit alle Organe und Organfunktion, je nachdem wie stark eine Erbkrankheit ist, das Problem neutralisieren.«

Das ist die Meinung der Schulmedizin.

Jeder Geistheiler hat seine ganz spezifischen Schwerpunkte bei seiner Arbeit, unterschiedliche Methoden und auf sein Bewusstsein ausgerichtete Vorgehensweisen. Einige wenige haben sich dahingehend spezialisiert, dass sie zusammen mit ihren geistigen Führern auf die Programme der Zelle einwirken, in die DNA hinein. Meiner Erfahrung nach gelingt das bei kleinen Kindern mit Gendefekten recht gut und wird mit zunehmendem Alter des Menschen schwieriger.

Die Heilung einer Erbkrankheit ist aber leider nur wenigen vergönnt, sie bleibt eine Ausnahme.

Die Möglichkeit, Gene zu verändern, Mutationen zu heilen, die zu angeborenen Veränderungen der Erbmasse führten, ist immer dann gegeben, wenn während der Schwangerschaft emotionale und mentale Aufladungen bestanden. Es sind an erster Stelle Lebensdramen, unerwünschte Konflikte, Schockerlebnisse und Dauerstress, die Einfluss auf das menschliche Erbgut nehmen. Emotionen in der Schwangerschaft können die dynamische Zellteilung im Fötus so verändern, dass bleibende Schäden in der DNA zurückbleiben. Nach meinen Erfahrungen sind nur diese durch Lebensdramen während der Schwangerschaft ausgelösten Genveränderungen korrigierbar, aber nicht die durch Medikamente, Radioaktivität und Umweltgifte verursachten Mutationen.

Das diesbezügliche Fachgebiet der Biologie, die Epigenetik, hat seit Anfang 2000 wichtige Erkenntnisse erbracht. Ganz einfach ausgedrückt besagen sie, dass sich die genetische Information ändert, wenn die bioelektrische Ladung in einzelnen Abschnitten der DNA in den Genen verändert wird. Solche energetischen Aufladungen werden in den Genen gespeichert und sogar durch Vererbung weitergegeben. Mit anderen Worten: Dramatische Lebensverläufe, aber auch Begeisterung, verändern in einem ganz bestimmten Maße, an einem ganz bestimmten Ort in der DNA unsere Erbmasse, ein Leben lang. Geistiges Heilen setzt genau hier an, löst eine Begeisterung aus, die dann zu einer Genveränderung führt, doch hier fehlt noch der Schlüssel zur wissenschaftlichen Anerkennung.

Wenn Stress, Lebensdramen und Umwelteinflüsse in der Lage sind, Gene zu verändern und sie so zu verändern, dass sie sogar in die Vererbung einfließen, dann müsste ein derartiger

Vorgang auch wieder rückgängig zu machen sein. In diesem Bereich sehe ich für mediale Heiler eine zukünftige Entwicklung in der Geistheilung. Eine wahrlich neue Sicht der Geistheilung ist hier gefragt und verlangt von diesen Heilern eine entsprechende Ausbildung in außersinnlicher Wahrnehmung, denn mediale und mentale Kräfte, Durchsagen und das Vorstellungsvermögen sind mächtige Mitgestalter bei allen Heilungsprozessen. Mit anderen Worten: Das Vorstellungsvermögen und Informationen aus dem Jenseits sollten synchronisiert werden mit den biologischen Tatsachen.

Für die Zukunft sehe ich für das Geistige Heilen auf diesem Gebiet eine mögliche Expansion. Ich bin dieser Ansicht, weil es Geistheilern immer wieder gelingt, Erbgut zu verändern, und das meistens ohne zu wissen, was genau verändert werden soll. Deshalb erscheint es mir wichtig, in der Ausbildung mentale Heilmethoden mit biologischen Fakten abzugleichen.

Heilen im Wandel der Zeit

Erkenntnisse in Psychologie, Soziologie und Molekularbiologie verändern unser Wissen über menschliche Vorstellungsweisen und biologische Prozesse, aber an Heilerfolgen auf diesen Gebieten herrscht großer Mangel. Und das hat seinen guten Grund: Was fehlt, ist die *Feinstofflichkeit*. Wir brauchen ein neues Weltbild, dass die Strukturen des Jenseitigen, die Metaphysik mit einbezieht. Was uns fehlt, ist eine grenzüberschreitende Physik, eine Physik des Lebens. Wenn wir mehr über uns Menschen und die Welt verstehen wollen, bleibt uns nichts anderes übrig, als aus den tragischen Irrtümern der Vergangenheit zu lernen. Sie zeigen uns: So geht es nicht!

Doch der konservative Impuls in uns und wissenschaftliche Dogmen halten uns gefangen. Statt umzudenken erschaffen wir lieber einen kollektiven Untergang, um uns solchen Vorstellungen entsprechend zu bestrafen.

Haben wir unser Dasein (da im Sein) verstanden, oder befinden wir uns nach wie vor in der Vorstufe und haben immer noch nicht begriffen, dass wir das verstehen sollten – die Feinstofflichkeit verstehen sollten, unsere energetischen Felder, die Multidimensionalität des Seins? Eines ist sicher:

Wenn wir es immer so gemacht haben und uns das nicht weitergebracht hat, *ist es garantiert falsch.*

Hoffnung und Zuversicht sollten uns jetzt begleiten, denn wir erleben gegenwärtig einen deutlichen Trend in Richtung Spiritualität. Gleichzeitig suchen Naturwissenschaftler, inspiriert durch das Weltbild der Quantenphysik, nach neuen Erklärungen. Auch führen die Erkenntnisse der Biophotonen-Forschung, der Geistheilung und der Erforschung des Placebo-Effekts zu einem ganzheitlichen Weltbild. Diese neuesten wissenschaftlichen Erkenntnisse und eine Spiritualität, die sich genau wie die Wissenschaft von alten Dogmen verabschiedet, werden einen noch nie dagewesenen Evolutionssprung auslösen.

Vieles spricht dafür, dass wir uns inmitten eines Wandlungsprozesses befinden. Eröffnet sich ein neues Weltbild der Menschheit? Wird der immaterielle Persönlichkeitskern, den wir Seele nennen, jetzt allmählich sichtbar, messbar? Kann das, was mediale Menschen vermitteln, mit einer neuen Physik erklärt werden? Diese Wandlung würde eine erhebliche Erweiterung unseres Bewusstseins und unserer physischen und seelischen Fähigkeiten bewirken. Fähigkeiten, die wir nicht in der Schule erlernen, werden für immer mehr Menschen zur Selbstverständlichkeit. Für besonders stabil gehaltene

Strukturen der Materie und von Raum und Zeit werden ihre Gültigkeit verlieren. Damit meine ich nicht die von medialen Menschen durchbrochenen Grenzen, sondern den wissenschaftlichen Beleg, dass es möglich ist.

Der Mensch synchronisiert sich ständig mit den natürlichen energetischen Feldern der Natur. Es ist eine lebenserhaltende Kommunikation, ohne die Leben auf der Erde kaum denkbar wäre. Der Mensch und alle Lebewesen werden in den elektromagnetischen Strahlen der Erde gebadet, stehen in ständiger Wechselwirkung mit ihnen. Uns Menschen bleibt nichts anderes übrig, als uns anzupassen. Diese kosmisch induzierten Naturfelder werden und müssen nachhaltig unser Bewusstsein verändern, ein Schritt, den jeder Mensch einzeln für sich und doch zugleich im Kollektiv der Menschheit gehen wird. Anpassung ist gefragt, nicht nur an die von Menschen verursachten Probleme wie Elektrosmog, chemische Umweltbelastung und dergleichen, sondern auch an naturgegebene Herausforderungen. Dabei sehe ich den Menschen selbst als eine Herausforderung, weil durch seine Trägheit und Verführbarkeit die Anpassung erschwert wird.

Die Kommunikationsindustrie und all die anderen Industrien, die unsere Bequemlichkeit ausnutzen, werden den Wandel über Jahre oder sogar Jahrzehnte hinauszögern. Doch er wird kommen, zweifelsfrei, Schritt für Schritt. Wenn nicht, würde sich der Mensch selbst abschaffen.

Mahatma Gandhi erkannte bereits vor Jahren:

> *Sei du die Veränderung, die du in der Welt sehen willst.*

Wege in ein neues Zeitalter

In der Geschichte der Menschheit wird schon immer von ganz normalen Menschen berichtet, die durch bestimmte Erfahrungen, Entdeckungen oder Erfindungen den Horizont des für möglich Gehaltenen sprengen. Bedingt durch die heute sehr schnelle Berichterstattung und die Offenheit, über Grenzerfahrungen zu berichten, hat sich die Frage, wo die Grenzen menschlicher Kreativität liegen, deutlich verlagert. Einst fragte man: »Wie ist das möglich?« Heute fragen wir: »Wie machen wir das?« Und dieses *Wie-machen-wir-das?* führt oft in eine unkontrollierbare Entwicklung: Atomenergie, Pflanzenschutzmittel, Genmanipulation, chemische Arzneimittel mit ihren Nebenwirkungen, um nur einiges zu nennen.

Dieser Aufbruch menschlicher Kreativität (wir schaffen das – was nicht messbar ist, wird messbar gemacht) führt in ein neues Bewusstsein, und die Grenzen für das, was möglich ist, verschwimmen. Doch das betrifft nicht nur die Wissenschaften, die in allen Disziplinen expandieren, es zeichnet sich auch eine Öffnung in den traditionellen Religionen ab, hervorgerufen durch die Erkenntnisse des wissenschaftlichen Denkens.

Eine neue Spiritualität entwickelt sich, aufbauend auf einer neuen Denk- und Lebensweise. Aber auch im Esoterischen und Spirituellen kommt es zu unkontrollierbaren Entwicklungen. So ergaben Untersuchungen, dass etwa ein Viertel der Menschen, die sich in geschlossenen Anstalten befinden, als unerfahrene Seelen ihre labile Psyche durch spirituelle Experimente so verändert haben, dass der Geist über die Seele das Gehirn nicht mehr steuern kann. Das Ganze wird dann Geisteskrankheit genannt. Was für ein Unsinn! Der Geist als Krankheit. Wir Menschen der Gegenwart betreten vielversprechendes, aber auch gefährliches Neuland – in der Technik, in den Wissenschaften *und* in der Spiritualität. Das technische Potenzial und unsere Ideen erschaffen eine Wirklichkeit, die wir in vieler Hinsicht noch nicht beherrschen.

Wie sagte es schon Goethe: *Die Geister, die ich rief, werde ich nicht mehr los.* Die einzige Kraft, die uns vor Tollkühnheit bewahrt, ist die Angst aus der Vergangenheit, die Hemmungen erzeugt, unser Wissen und Können rücksichtslos einzusetzen oder gewagte Experimente mit neuzeitlicher Denkweise durchzuführen. Doch es gibt immer Vorreiter für eine Neue Zeit. Das sind die Menschen, die altes Wissen hinterfragen und sich Gedanken über zukünftige Entwicklungen machen. *Wir sind das, was wir denken, und wir werden zu dem, was wir denken.* Diese Denkart führt in ein neues Bewusstsein – sagt man. Doch es liegt in der menschlichen Natur, vernünftig zu denken und unvernünftig zu handeln.

Deswegen sind viele Menschen unterwegs. Sie meditieren und entwickeln eine neue Überzeugung und befreien sich von alten Beschränkungen. Sie nennen es Vergangenheitsbewältigung. Andere gehen den Weg nach innen, erkennen die Last der unerlösten Konflikte und transzendieren diese. Selbstverwirklichung über Selbsterkenntnis ist ihr Weg. Einige denken noch weiter: Sie entwickeln Visionen, halten Kontakt zum höheren Bewusstsein und bekommen Botschaften aus dem Jenseits, die ihr Bewusstsein anheben.

Egal, woher die Erkenntnisse kommen, wir sollten dabei bedenken, dass es in der Wissenschaft, in der Psychologie und in der Heilung keine permanenten Wahrheiten gibt. Es gibt eine Reihe von Annäherungen, und wir müssen jederzeit bereit sein, das zu revidieren, was in der Vergangenheit als Absolutes angesehen wurde. Denn es gibt genügend Berichte über die

Vergangenheit, die zeigen: Immer wieder kam es vor, dass alle einer Meinung waren – und sich alle irrten.

Wir irren uns von Irrtum zu Irrtum in einer immer neuen Zukunft. Weil es in der Wissenschaft keine permanenten Wahrheiten gibt, sollten wir uns davor hüten, allzu sehr an das wissenschaftlich Begründete zu glauben.

Bei wissenschaftlich begründeten Therapiemethoden sollten wir besonders wachsam sein, weil sie nicht auf Erfahrung beruhen, sondern auf neuen Erkenntnissen. Wir können das in jedem Beipackzettel von Medikamenten an ihren Nebenwirkungen erkennen: je mehr Nebenwirkungen, desto mehr wissenschaftliche Manipulation und Irrtum stecken im Medikament – im Gegensatz zur Erfahrungsheilkunde mit den Naturheilmitteln, die kaum Nebenwirkungen haben. Die Macht der pharmazeutischen Heilkunde (Heilkunde der anorganischen Mittel) scheint in eine entscheidende Phase zu gehen, und deshalb sollten wir die wissenschaftlichen Argumente der Pharmazie besonders aufmerksam hinterfragen. Nur durch Wachsamkeit und Hinterfragen werden wir die vielen Irrtümer dieser Industrie erkennen, die aus Profitgier viel Unsinniges auf den Markt bringt. Dieser Gesundheitsmarkt ist immer in Bewegung, und das mit dem Ziel, unglaublich viel Geld zu verdienen, mit falschen Versprechungen und trügerischen Täuschungen. Trotz aller Lichtblicke des wissenschaftlichen Denkens fordern uns die vielen Irrtümer einfach zum Umdenken auf.

So, wie das wissenschaftliche Denken und die Umsetzung neuer Erkenntnisse unsere Welt verändern, wird das Wissen über die Fähigkeiten menschlichen Bewusstseins den Menschen verändern. *Wir werden zu dem, was wir denken.* Wer etwa Menschenkenntnis besitzt, dem geht es gut, wer Selbsterkenntnis besitzt, dem geht es besser, wer beides besitzt, dem geht es am besten. Doch in der bipolaren Welt, in der wir leben, gibt es immer den Gegenpol, die gegensätzliche Meinung.

Ein Teil der Menschheit lebt mit in die Zukunft gerichtetem Blick, und ein anderer Teil der Menschen lebt rückwärtsgewandt. Diese Menschen entscheiden sich, während ihres Lebens zum großen Teil die immer gleichen Tagesabläufe zu durchleben. Sie programmieren ihr Gehirn und ihren Körper auf eine vorhersehbare Zukunft. Es ist ihre vertraute Vergangenheit, die zu ihrer Zukunft wird. Sie leben nie den Moment eines neuen Bewusstseins. Sie rotieren mit ihrem Denken und Handeln in fest gefügten Mustern, sie leben in vorhersagbaren Abläufen. Festhalten an vergangenen Erfahrungen, in einer sich rasant entwickelnden technischen Evolution wie der gegenwärtigen Epoche, führt unweigerlich in mentale und emotionale Verstrickungen, mit entsprechenden psychosomatischen Erkrankungen.

Menschen, die so agieren und an alten Mustern festhalten, gibt es in allen Berufen und Disziplinen.

Tragisch wird es dann, wenn die alten Muster in eine Krankheit führen und die unsinnige Lebensweise dennoch weiter fortgesetzt wird. Wenn wir nach dem Sinn des Lebens fragen und die Visionäre und die Rückwärtsgewandten betrachten, dann sollten wir als Erstes fragen: *Warum ist das so? Liegt es daran, dass wir in einer Welt der Gegensätze leben, in der wir nur zwei Möglichkeiten haben und in allen Denkprozessen, bei allen Entscheidungen, nur zustimmen oder ablehnen können?*

Doch der Mensch hat immer eine Alternative: weiterhin krank sein oder sich wandeln, vom Unsinn zum Sinn wechseln.

Ist das Umdenken, der Wechsel der Fronten, der bessere oder gründlichere Weg zum neuen Bewusstsein? Wenn das Sammeln von Erfahrungen und der Erwerb von Wissen die Grundlagen sind, die unser Bewusstsein anheben, dann sind beide, Neudenker und Konservative, für die Entfaltung des menschlichen Bewusstseins wichtig. Es scheint so, dass Erfindungen und Theorien erst durch kritische Beurteilung oder Fehlschläge heranreifen, nicht durch »Ja« sagen.

Betrachten wir die bipolare Realität aus einem anderen Blickwinkel. Unser Körper, und dazu gehört auch unser Gehirn mit allen abgelegten Erinnerungen, ist ein Erinnerungsspeicher. Wir sind geprägte Vergangenheit. Deshalb ist der Mensch nachtragend: »Das vergesse ich dir nie.« Weil uns gesagt wird, dass wir aus der Vergangenheit lernen sollen, machen wir unsinnige Verrenkungen. Wir halten an alten Problemen fest und laden sie immer wieder in Gedanken hoch, und auf der Basis der alten unbrauchbaren, oft sinnlosen Muster entscheiden wir über unsere Zukunft. Verhalten wir uns so, weil wir glauben, etwas zu sein?

Wenn wir aber glauben, etwas zu sein, haben wir aufgehört, etwas zu werden.

So sterben viele Menschen als Kopie, obwohl sie als Original geboren wurden. Es sind die Menschen, die die Meinung anderer leben. Der Ausweg aus dieser Prägung liegt in unserer Einstellung. Unser nicht durch die Vergangenheit geprägtes Denken, unsere Visionen, unsere Intuition, Inspiration und Imagination, *sie* sind unser freier Geist, *sie* sind die Zukunft.

Die Gegenwart repräsentiert unsere Seele, als Vermittler zwischen Vergangenheit und Zukunft. Das seelische Bewusstsein wäre somit das zu erstrebende Jetzt, wie viele glauben. *Du musst im Jetzt leben.* Geht das überhaupt, kann das Jetzt gelebt werden? Im Jetzt würden wir unsere Erfahrungen aufgeben, auch unsere Visionen, wir müssten Vergangenheit und Zukunft vernachlässigen. Ist das der richtige Weg? Wir können noch die Frage stellen: »Wie lang ist das Jetzt, wann beginnt es, wann hört es auf?« Denken wir über etwas nach, haben wir eine Idee und sinnen nach, ob unsere Idee gut ist, dann ist sie schon Vergangenheit. Vielleicht ist es doch besser, den Weg weiterzugehen, der uns bis hierher gebracht hat. Schauen wir bewusst zurück auf das, was wir erreicht haben, ob es sinnvoll war, und schauen wir nach vorn und sinnieren, was uns Sinn bringt. Oder sehen Sie den Sinn noch immer im Jetzt?

Wir sind Gefangene in der Zeit, die Gegenwart ist nur die Schnittstelle von Vergangenheit und Zukunft. Wir können unser Bewusstsein nur anheben, wenn wir uns nach dem Sinn von Erlebnissen und Erfahrungen ausrichten und nachdenken, wie wir zukünftigem Denken und Tun einen Sinn geben. Doch Vorsicht: *Ängstlich darüber nachsinnen, was man hätte machen sollen, ist das Übelste, was man tun kann.* Gehen wir trotzdem den Weg in die Zukunft und verdrängen die Vergangenheit oder wollen vergangene Ereignisse ungeschehen machen, dann wird die Zukunft wohl kaum zum Lebenssinn beitragen. Ist es also doch besser, rückwärtsgewandt zu leben? Es sieht fast so aus. Wenn unser ganzes Denken und Verhalten nur zukunftsorientiert ist, verlieren wir schnell den Kontakt zu unseren Erfahrungen. Oder anders ausgedrückt: Wenn du nur deine Visionen lebst, werden dich schicksalhafte Ereignisse auf den Boden der Tatsachen herunterholen.

Das, was Sinn macht, scheint in der Mitte zu liegen, zwischen Vergangenheit und Zukunft – also doch in der Gegenwart, im Jetzt? Scheinbar ist es sehr schwer, in der Gegenwart zu entscheiden und Erfahrungen mit einzubeziehen und gleichzeitig zu hinterfragen und noch zusätzlich sinnvolle Pläne für die Zukunft zu schmieden. Woran liegt das? Vielleicht daran, dass es im Jetzt keine Zeit gibt und es uns deshalb so schwerfällt, unserem Leben einen Sinn zu geben. Andersherum: Wenn wir unsere Erfahrung und die mögliche zukünftige Entwicklung bei Entscheidungen nicht verknüpfen, kann schnell etwas Sinnloses entstehen. Wenn das so wäre, könnten wir es uns leicht machen und sagen: All das Unsinnige entsteht nur, weil wir in der Gegenwart, im Jetzt, keine Zeit haben.

Doch wir sollten bedenken, *dass der schlimmste Weg, den wir wählen können, der ist, keinen zu wählen.*

So einfach dürfen wir es uns nicht machen. Der ganze Unfug im Leben entsteht nicht durch Probleme im Jetzt, sondern weil Menschen dumme Entscheidungen treffen. Nicht weil sie dumm sind, sondern weil sie entweder rückwärtsgewandt im Althergebrachten handeln oder, besessen vom Machbarkeitsglauben, den Kontakt zur Realität verlieren. Der Unsinn, aber ebenso auch der Sinn dessen, was wir hervorbringen, beruhen unweigerlich auf der Unausgewogenheit unserer Entscheidungen – *zwischen dem, was wir sind, und dem, was wir sein möchten, zwischen Können und Wollen.*

Sind vielleicht doch die beiden Gegensätze, Vergangenheit und Zukunft, die niemals eine Einheit bilden können, das Problem? Ich glaube, das Schwierigste für uns Menschen ist es, Entscheidungen in die Tat umzusetzen. Warum ist das so schwer? Liegt es wiederum daran, dass wir immer vor dem Entweder und dem Oder stehen? Ist es vernünftig oder unvernünftig, ist es sinnvoll oder unsinnig? Ich glaube, es liegt am Denken und Handeln. Vernünftiges Denken führt nicht unbedingt zu vernünftigem Handeln.

Und die Schere zwischen Vernunft und Unvernunft geht besonders weit auf, wenn Entscheidungen getroffen werden, die in das Leben anderer eingreifen. Davon betroffen sind besonders die Berufe, die unmittelbar in das Leben, in Körper und Bewusstsein von Notleidenden eingreifen.

Eine besondere Stellung nehmen hierbei die Heilberufe ein, und zwar ganz besonders dann, wenn der Notleidende dem Arzt oder Heiler blind vertraut oder ihn sogar als letzte Hoffnung ansieht. Er vertraut ihm sein Leben an, und das kann zum Problem führen, weil Vertrauen und Hoffnung dadurch erschöpft werden, weil sie in Anspruch genommen werden. Unter solchen Bedingungen des Vertrauens wird dann durchaus auch einmal experimentiert, denn die Hoffnung des Notleidenden überträgt sich auf den Praktizierenden. Er setzt seine Hoffnung ebenfalls in seine Anwendungsmethoden – erst recht, wenn der Klient noch sagt: »Ich habe schon alles ausprobiert.« Ein solcher Satz animiert, und es kann sein, dass der Heiler in ähnliche Gedankenmuster gerät und unter dem aufgebauten Druck ins Probieren verfällt. In einem derartigen Fall wird jegliche Erfahrung ausgeschlossen, und Hoffnung ohne Wissen führt dann schnell zu einer unsinnigen Methode. Je motivierter ein Heiler ist, umso stärker spricht er auf die Argumente des Leidenden an und mutet sich etwas zu.

Aber vermuten, zumuten, mutig sein, das sind keine Privilegien der Heilkunde, das gilt in allen Bereichen des Lebens – und so heißt es auch hier:

Mut ohne Klugheit ist Unfug, doch Klugheit ohne Mut ist Quatsch.

Mut in der Heilung ist wichtig, aber auch riskant, und deshalb setzt man auf Hoffnung. In der Heilung spielt die Hoffnung eine große Rolle, nach dem Motto: »Ich hoffe, dass dies bei Ihnen hilft.« Sie kennen ja sicher den Ausspruch eines Arztes gegenüber einem chronisch Kranken: »Ich habe hier ein neues Medikament. Mal sehen, ob das bei Ihnen wirkt.«

In der Heilkunde wird tatsächlich sehr viel experimentiert und oft Unsinniges ausprobiert. Nicht nur durch grausame Tierexperimente entwickelt man Heilmittel, diese müssen auch am Menschen auf ihre Wirksamkeit getestet werden. Wenn der Zufall nicht hilft, dauert die Entwicklung eines neuen Medikamentes bis zur Zulassung etwa zehn Jahre, und dann hat es garantiert noch immer Nebenwirkungen.

Die Entwicklung von Heilmitteln und Heilanwendungen, ob in der Schulmedizin, Naturheilkunde oder Geistheilung, verläuft grundsätzlich über lange Zeiträume, die nur durch einen glücklichen Zufall verkürzt werden können. Trotz intensiver medizinischer Forschung und Rationalisierung in den Heilverfahren werden wir Menschen weiterhin krank, und einige Krankheiten widersetzen sich immer noch jeder Heilanwendung. Weil das so ist, sollten wir alles daransetzen herauszufinden, warum das so ist. Wir müssten sogar behaupten, dass Medikamente oder eine Heilanwendungen sinnlos sind, wenn sie nicht helfen. Oder noch krasser ausgedrückt: Dann ist die Behandlung Unsinn und verkümmert zu einem Experiment.

Experimentieren in der Heilung ist eines der unsinnigsten Verfahren. Dagegen ist Experimentieren in der Wissenschaft weit verbreitet und ein Weg zu neuen Erkenntnissen.

Doch wir sprechen von Heilkunde, und hier können Experimente die Lebensqualität zerstören oder Heilung verhindern. Viele gehen den anderen, den leichteren Weg. Sie bleiben beim Alten, frei nach dem Kölschen Karnevalslied: »Et hätt noch emmer joot jejange. Es ist bisher noch immer gut gegangen.« Dahinter liegt ein konservativer Impuls, der bei vielen Menschen zu finden ist: Weil das zuerst Gelernte einem vertraut ist, hat es Bestand. Es gilt als verstanden. Es wird zum Standpunkt. Von diesem Standpunkt aus, dieser konservativen Meinung, entstehen Argumente wie: »Den neuen Blödsinn tue ich mir nicht an«, oder: »Was nicht bewiesen ist, interessiert mich nicht.« Man bleibt beim Vertrauten ...

Gehen wir den schwierigen Weg der Selbsterkenntnis und Bewusstseinserweiterung, dann müssen wir uns mit anderen Meinungen und Andersdenkenden auseinandersetzen. Erkenntnis finden wir nur, wenn wir hinterfragen, ob das, was wir vertreten, was wir anwenden, überhaupt richtig ist.

Weiß ich, was ich kann, kann ich, was ich weiß.

Wir sollten erkennen, wie gespalten die Ansichten in allen Berufen sein können, und wir sollten hinterfragen, warum das so ist. Warum lässt sich die Harmonie zwischen Erfahrung und zukünftigen Erwartungen so schwer finden? Liegt es vielleicht daran, dass die Angst vor unvorhergesehenen Ereignissen, die wir nicht bewältigen können, uns zu rückwärtsgewandtem Denken verleitet? Oder ist der Grund, dass der Mensch immer vor der Alternative Krankheit oder Wandlung steht und ihn auch hierbei die Angst vor einem Neubeginn lähmt?

Wir sollten nie vergessen, dass die meisten Kranken nur geheilt werden wollen. Sie wollen nicht erfahren, warum sie krank sind. »Es könnte ja sein, dass ich erkenne, was ich falsch gemacht habe«, und wer will schon seine eigenen Fehler eingestehen? Hinzu kommt noch: Man erkennt das Wesen einer Krankheit nicht, die man nicht geheilt hat.

Die gute Nachricht hierzu ist, dass wir durch Bewusstwerdung, durch das Hinterfragen bisheriger Wahrheiten nicht nur im Denken, sondern auch im Spirituellen, im Glauben, ergründen können, warum in den vielen Heilberufen, in Forschung, Entwicklung und Anwendung, so viel Sinnloses gemacht wird. Den Grund für sinnlose Behandlungen kennen Sie so gut wie ich, es liegt an der Einseitigkeit der Betrachtung einer Krankheit. Wir bestehen nun mal nicht nur aus unserem Körper, wir sind geistige Wesen und haben eine Seele.

Unserer Erfahrung in der Geistheilung liegt darin begründet:
Eine Krankheit kann rein körperlich entstanden sein,
eine Krankheit kann psychosomatischer Natur sein,
eine Krankheit kann in den Genen liegen, vererbt sein,
und – wird unsere Seele, unser Geist überstrapaziert, kann auch das zu einer Erkrankung führen.

Die meisten Unsinnigkeiten in den Heilberufen entstehen meines Erachtens aus mangelnder Ganzheitsschau. Solange der Sinn der Krankheit beim Einzelnen nicht ergründet wird, ist der Großteil aller Anwendungen sinnlos. Helfen und heilen wollen ist ehrbar. Wir dürfen nicht auf die Menschen verzichten, die sich zum Wohle anderer einbringen, auch dann nicht, wenn sie nicht immer das Sinnvolle tun. Als Heiler sollten wir nie vergessen, dass wahre Heilung allein im Erkennen des Fokus und Sinns der Krankheit liegt. Das gilt nicht nur für den Klienten. Es gilt auch für den Heiler, der ernstnehmen muss, dass in der Krankheit immer darauf hingewiesen wird: Der Erkrankte ist einzigartig, und somit auch seine Krankheit. Der Mensch ist immer in seiner ganzen Einzigartigkeit krank. Deshalb ist es so wichtig zu fragen: *Welcher Mensch hat die Krankheit?* – und nicht: *Welche Krankheit hat der Mensch?* Wenn wir das nicht beachten, entsteht Routine, doch Routine in den Anwendungen ist ein Schmerz für den Klienten, einmal durch unnötige Kosten für unwirksame Anwendungen und andererseits durch das Ertragen der Hilflosigkeit. Das sind zwei Faktoren, die viel Unsinn in der Heilung hervorbringen. Unsinniges entsteht durch Spezialistentum, die Aufsplitterung in viele routinierte Fachgebiete, was zu mangelnder Ganzheitsschau führt. Diese wiederum führt in die Missachtung der Einzigartigkeit jedes Menschen und somit auch seiner Krankheit. Diese Missachtung der Einzigartigkeit ist das Privileg der Schulmedizin mit ihren Medikamenten, die für alle gleich sind.

Wir haben es mit zwei unterschiedlichen Betrachtungsweisen zu tun, dem Blick auf die Krankheit und dem Blick auf den ganzen Menschen. Effektiver und kostengünstiger wird jeder Heilansatz, wenn der Hintergrund und die sinnhafte Entstehung einer Krankheit erfasst werden. Sobald ein Heiler spontan mit seinen Methoden, die er beherrscht, am Kranken beginnt, ist der Erfolg Glückssache und bei den Anwendungen ist dann die Gefahr einer Sinnlosigkeit gegeben. Aus diesem Blickwinkel können wir sagen, dass in der Heilung viel Unsinn geschieht, wenn niemand fragt, welcher Sinn in der Krankheit liegt. Doch das Hinterfragen einer Krankheit ist nicht jedermanns Sache. Mir scheint, dass es für den Menschen desto schwieriger wird, aufgeschlossen zu bleiben und seine Methoden zu hinterfragen, je mehr wissenschaftliche Bildung er besitzt. Besonders schwer scheint sich gerade die wissenschaftliche Heilkunde mit der Geistheilung zu tun, denn ein Großteil der Schulmediziner kann sich nicht vorstellen, dass ein medizinischer Laie Krankheiten wirksam heilen kann. Doch wenn seit Jahrtausenden mit Handauflegen, Gebeten und Ritualen Menschen geheilt werden und manchmal Wunder geschehen, sollte die Wissenschaft erforschen, warum medizinische Laien dazu in der Lage sind.

Um ein objektives Projekt zur Untersuchung der Geistheilung ernsthaft in Erwägung zu ziehen, müsste die Wissenschaft erst einmal daran glauben und des Weiteren die Möglichkeit in Betracht ziehen, dass die Geistheilung mit physikalischen Gesetzen operiert, die noch unbekannt sind. Diese Möglichkeit zu akzeptieren, kann jedoch bedeuten, dass die wissenschaftliche Gemeinschaft mehr an Prestige verliert als gewinnt. Deshalb wird vieles abgelehnt. Dieser Unsinn, Menschen abzulehnen, die anders denken und handeln, beruht immer auf in der Vergangenheit entstandenen Meinungen.

Doch ich bin mir sicher: Wenn sich die biologische Wissenschaft erst einmal spirituellen Entdeckungen widmet, wird sie in wenigen Jahrzehnten mehr Fortschritte machen als in ihrer gesamten bisherigen Geschichte.

Wir Geistheiler haben die gleichen Probleme mit unserem Denken und Handeln. Für mich wurde es zur Tatsache, dass Unsinniges, nicht Gelebtes, nur scheinbar Wissenschaftliches und sogar Unwahrheiten eher geglaubt werden und sich im Gedächtnis der Menschen verankern und länger Bestand haben als Wahrheiten oder Sinnvolles. Gleichzeitig konnte ich feststellen, dass echten neuen Erkenntnissen mit Skepsis oder sogar mit Verleumdungen begegnet wird. Das führt dazu, dass wir an veralteten Dogmen festhalten, selbst dann noch, wenn sie den Menschen nichts nützen und manchmal sogar schaden.

Fassen wir das bisher Gesagte zusammen:
Unsinn hat offensichtlich immer dann Methode, wenn stur am Alten festgehalten wird.
Unsinn entsteht, wenn der Erfolg anderer missachtet wird.
Unsinn in der Heilung ist immer dann gegeben, wenn die Einzigartigkeit des Menschen nicht beachtet wird.
Viel unsinniges Leid in der Anwendung entsteht, wenn nicht hinterfragt wird, warum der einzelne Mensch krank ist.

Ein Drama in der Entwicklung der Heilkunde haben wir noch nicht angesprochen: die Habgier.

Hier wird der Unsinn zur Methode.

Gerade in der Corona-Krise werden zahlreiche Ärzte und Therapeuten zu Profiteuren der pharmazeutischen Industrie. Und nicht alle, aber sehr viele, die in der Heilkunde tätig sind, lassen sich auch aus Unverstand mehr denn je steuern durch ein krankes System. Menschen werden entmündigt, verarztet und erhalten Behandlungen der bedenklichsten Art.

Ich hoffe und wünsche mir, dass in Zukunft immer mehr Heiler und andere, die mit der Gesundheit von Menschen betraut sind, Vertrauen in ihre eigene Sachkenntnis erlangen, denn:

Nur ein Mensch, der Selbstvertrauen hat, kann das Vertrauen anderer erwerben.

Sicher kennen Sie das Sprichwort: »Vertrauen ist gut, Kontrolle ist besser«, und es ist ja auch etwas daran. »Kontrollieren« wir also am besten uns selbst, wenn andere uns vertrauen, sprich: Behalten Sie Ihr Selbstvertrauen im Auge. Wissen Sie, was Sie sich zutrauen? Wir sollten uns immer hinterfragen, wenn wir uns etwas trauen. Aber misstrauen Sie nicht dem Klienten. Wenn Sie Vertrauen haben in das, was Sie tun, dann ist die Wahrscheinlichkeit hoch, dass Sie etwas Sinnvolles erreichen. Wenn Sie aber gleichzeitig anderen gegenüber Misstrauen hegen und somit auch gegenüber deren Erklärungen, kann wiederum Unsinniges sich einschleichen. Haben Sie Vertrauen zu sich selbst, Vertrauen in die Zukunft, Vertrauen in die Menschlichkeit – das sind für mich Grundbedingungen einer sinnvollen und heilsamen Entwicklung. Wenn Sie das Vertrauen in sich selbst verlieren, halten Sie vielleicht auch das, was Sie im anderen sehen, für Unsinn – selbst das Sinnvolle, für das er vielleicht nur keine Worte hat, das Sie als Heiler aber kraft Ihrer Anwendungsmethoden und Ihrer Erfahrung erkennen. Wir leben nun einmal in einer bipolaren Welt, und die eine Seite bedingt die andere. Wir können den Sinn in allen Dingen nur erkennen, wenn wir wissen, was sinnlos oder Unsinn ist. Wir benötigen den Unsinn, damit wir erkennen, was für uns sinnvoll ist. Gehen Sie vertrauensvoll in die Zukunft, auch dann noch, wenn Sie den größten Unsinn vorfinden. Vertrauen Sie sich selbst. In einer bipolaren Welt kommt es immer zu einer Gegenbewegung, und weil das ganze Universum nach Harmonie und Vollkommenheit strebt, benötigen Sie nur Vertrauen zu Ihren Erkenntnissen, und Sie werden den Sinn im Unsinn erkennen.

Den Sinn im Unsinn erkennen Sie, weil beide Seiten sich berechtigterweise Ausdruck verschaffen. Wir benötigen den Unsinn, in allen seinen Ausmaßen, damit wir erkennen können, was sinnvoll ist. Wir dürfen oder müssen sogar Unsinniges tun, weil wir lernende Wesen sind.

Tue, was du für richtig hältst, es wird immer jemanden geben, der anders denkt.

Die Entwicklung des menschlichen Bewusstseins hat gerade erst begonnen, unser Gehirn und unsere Denkleistung stehen erst am Anfang ihrer Evolution des Lebens hier auf der Erde. Und das möchte ich Ihnen mit ein paar Zahlen belegen:

Wenn wir das Alter der Erde von 4,5 Milliarden Jahren auf die Spanne von einem Jahr verkürzen, dann sieht die Entwicklung des Lebens so aus …

- Anfang März tauchten die ersten Bakterien auf unserem Heimatplaneten auf.
- Nach vielen Monaten, Anfang November, entwickelten sich die ersten mehrzelligen Lebewesen.
- Am 5. Dezember tauchten die Dinosaurier auf, und am 25. Dezember verschwanden sie.
- Am 31. Dezember um 23:50 Uhr, also zehn Minuten vor Jahresschluss, gab es den ersten Menschen.
- Den *Homo sapiens*, den modernen Menschen, gibt es erst seit sechzig Sekunden.
- Unser technisches Zeitalter und die vielen wundervollen Errungenschaften, die wir kennen, sind gerade einmal vor zwei Sekunden entstanden.

Angesichts dieser kurzen Zeitspanne unserer Existenz ist es also kein Wunder, wenn wir so viel Unsinn anstellen. Unser Bewusstsein hatte bisher nicht genug Zeit, sich zu entwickeln. Wir stehen noch ganz am Anfang unserer Geschichte.

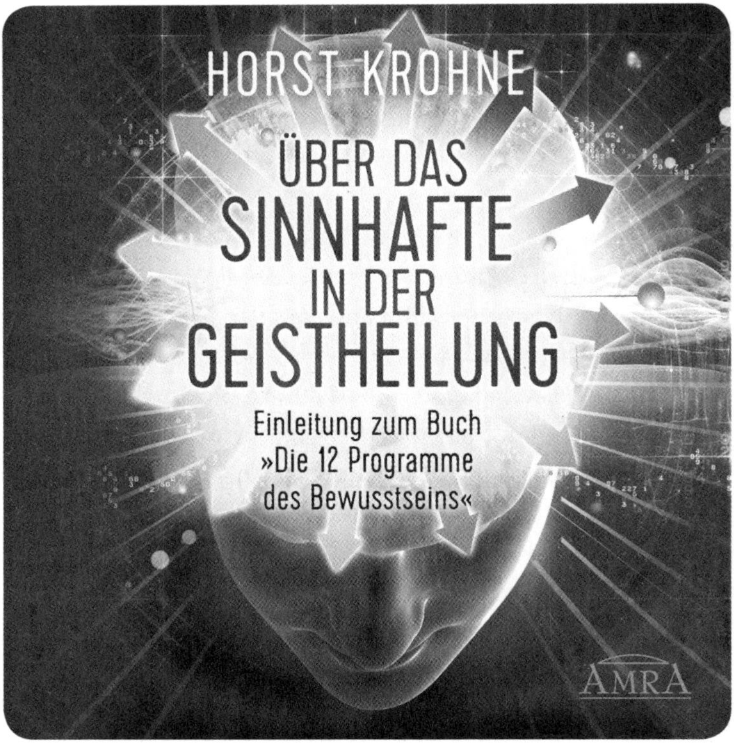

Unser Audio-Geschenk an Sie! Hier finden Sie
eine kostenlose Lesung der Einleitung des Buches
»Die 12 Programme des Bewusstseins« von Horst Krohne:
https://bit.ly/3xatwZg (auch zum Download)

Lieber Leserin,
lieber Leser,

seit mehr als dreißig Jahren beschäftige ich mich jetzt schon mit geistigen Heilweisen, und im Laufe der Zeit habe ich gemeinsam mit Heilern aus der ganzen Welt ein wissenschaftlich fundiertes System zusammenstellen dürfen, erprobt und angewendet, das ausnahmslos jedem Menschen die Möglichkeit gibt, geistige Heilweisen – in übersichtlicher Diagnose und Therapie – auszuüben. Dabei wird auch das eigene Heilpotenzial gefördert und persönliches Wachstum angeregt.

Bereits vor der Wende zur Neuen Zeit durfte ich zusammen mit vielen begabten Heilern die »Schule der Geistheilung« ins Leben rufen. Herausragende Schüler aus diesem Ausbildungsgang haben sich seitdem gefunden, denen ich mein ganzes Vertrauen schenke, die Heilmethoden »nach Horst Krohne« weiter in die Welt zu tragen. Mittlerweile haben die Dozenten der »Schule der Geistheilung« mehr als 18.000 Teilnehmer in den Grundlagen des Geistigen Heilens ausgebildet.

Vieles auf der Welt hat sich verändert, aber die Grundlagen des Lebens sind die gleichen geblieben und werden es immer bleiben, denn sie bestehen seit Millionen von Jahren. Auch wenn hier und dort neue Erkenntnisse gewonnen werden, die Grundlagen bleiben gleich. Wir bestehen aus Körper, Seele und Geist und sind Teilnehmer einer Evolution von Bewusstsein in der Materie.

Wenn Sie – wo auch immer – als Heilerin oder Heiler tätig sind, haben Sie Vertrauen in sich selbst. Sie werden Hilfe überall dorthin bringen, wo sie benötigt wird.

Und nun gestatten Sie mir bitte noch einige abschließende Worte …

Problem: Unsinn wird Methode

Wie ich schon erwähnte, schrieb ich einen großen Teil dieses Buches während der sogenannten Corona-Krise. In diesen Monaten zeigte sich, mit all den Argumenten und Entscheidungen aus Politik und Heilkunde, wie Menschen über Fernsehen und Presse in Angst und Schrecken versetzt wurden – was übrigens immer noch kein Ende gefunden hat. Mit Zahlen und scheinbar wissenschaftlichen Befunden wird ein Horror-Szenario beschrieben. Man verkündet, es sei mit Millionen Toten zu rechnen, und das Ganze wird als ein Krieg gegen Viren beschrieben. Heute, wenn Sie dieses Buch lesen, können Sie aus Ihrer Sicht, die immer einzigartig ist, wahrscheinlich die Tragweite der Manipulation erkennen.

Alle Behauptungen, die diesbezüglich verbreitet wurden, arbeiteten mit Panikmache, aus der eine weltweite Welle der Angst entstand. Der Nährboden dafür waren nicht etwa Viren, es war vielmehr eine grauenvolle Inszenierung der angeblichen körperlichen Schwäche des Menschen gegenüber einem unsichtbaren Gegner, der sich des Menschen bediene.

Familien und Lebensgemeinschaften wurden getrennt, weltweit ganze Landstriche und Nationen isoliert, die Menschen eingesperrt – weil der Mensch zum Träger eines epidemischen Erregers geworden sei, der gegen den Menschen vorginge.

Das konnte nur entstehen, weil die Schulmedizin – forciert durch die WHO – von den meisten Menschen als Bewahrer der Gesundheit betrachtet wird. Man arbeitete mit Parolen: »Haltet durch, wir retten euch, meidet menschlichen Kontakt, bald werden wir einen Impfstoff und ein Heilmittel haben.« Ich möchte hier betonen, dass ich kein Gegner der Schulmedizin bin, ich bewundere durchaus viele ihrer Errungenschaften. Was ich aber nicht bewundere, sondern verurteile, ist, wenn die industrialisierte Medizinbranche uns Menschen abhängig machen will, indem sie uns einzureden versucht, nur sie könne dieses Problem lösen. Dabei wird dann völlig unter den Tisch gekehrt, dass der Mensch bessere Abwehrkräfte kennt als die pharmazeutische Industrie. Ehe man ein Mittel gegen einen Virenstamm gefunden hat, zur Impfung oder als Medikament, sind die meisten Menschen bereits immun, denn die Abwehrkräfte, die inneren Heilkräfte des Menschen, sind in der Lage, mit Hilfe des Immunsystems innerhalb weniger Tage bis Wochen ein Gegenmittel zu entwickeln. Das Leben kann das! Es ist Teil der Evolution! Ungeachtet dessen sind in der Medizinbranche Hunderte von Experten über Monate bis Jahre damit beschäftigt, ein Heilmittel gegen einen Virus zu finden und herzustellen. Was für ein Aufwand – und obendrein wissen wir ja, dass alle chemischen Mittel Nebenwirkungen haben! Warum erleben wir dieses Szenario? Liegt es daran, dass die Pharmaindustrie eine ebenso unmoralische Denk- und Handlungsweise entwickelt hat wie die Waffenindustrie? Beide sprechen vom Töten, Vernichten, Eliminieren. Beide befeuern die Kriegsführung. Geht es dabei wieder nur um Milliardenumsätze, die in die bekannten Taschen fließen? Jeder Mensch findet kraft der Intelligenz des Lebens durch seine bewussten und unbewussten Fähigkeiten auch bei Infektionskrankheiten ganz unwillkürlich einen Weg und wird immun, meistens ein Leben lang. Sollten wir nicht die Intelligenz des Lebens ermitteln, die diese Fähigkeiten der Anpassung und Heilung hat? Es ist nicht das Immunsystem, denn das reagiert nur auf Information, es ist etwas, das weit darüber hinausgeht. Abwehren oder anpassen, sich schützen oder in Symbiose gehen – unserem Unbewussten, der Intelligenz des Lebens, gelingt das fast immer, und meistens auch noch unter erschwerten Bedingungen in der Krankheit.

Für mich haben die Entwickler von chemischen Abwehrmitteln das Vertrauen ins Leben verloren. Sie haben Angst wegen ihrer vermeintlichen Vergänglichkeit, sehen ihre Fortexistenz durch epidemische Krankheitserreger in Gefahr. Sie benutzen ihren akademisch trainierten Verstand, um Leben zu retten, und setzen dabei auf Kampf und Vernichtung. Sie kennen nicht ihre eigene unbewusste Intelligenz, die auf die Erfahrung von Jahrmillionen zurückgreifen kann. Diese Intelligenz des Lebens ist es, mit der Naturheiler, Schamanen, Bioenergetiker und Geistheiler arbeiten. Im Allgemeinen wird sie dem Geist und der Seele zugeordnet. Diese Intelligenz, das Bewusstsein des Lebens selbst, hat sich über Jahrmillionen entwickelt und steuert die zellularen Regenerations- und Heilungsprozesse aller Lebewesen.

Das Problem, das wir in der Heilkunde haben, ist die Dominanz der physisch orientierten Schulmediziner mit ihrer Abhängigkeit von der Pharmaindustrie, die ohne Geist und Seele versucht, das Bewusstsein des Lebens zu manipulieren, und dabei nur auf Profit und Vernichten setzt. Solange nicht der Frage nachgegangen wird, warum viele Menschen auf ganz natürliche Weise von aggressiven Keimen unbehelligt bleiben oder eine Infektion problemlos überstehen, wird sich das nicht ändern. Die Erklärung der Schulmedizin, die schwachen Abwehrkräfte des Immunsystems müssten flächendeckend künstlich verstärkt und mit Spezialmitteln gepowert werden, um ihre Aufgabe zu erfüllen, ist unbefriedigend. Erst wenn ergründet wird, wer die Milliarden Zellen des Immunsystems überwacht und steuert und die unterschiedlichen Funktionen reguliert, erst wenn das dafür zuständige Bewusstsein erkannt und verstanden wird, können sich humane, dem Leben angepasste Heilungsmethoden entfalten.

Dazu gehört übrigens auch die Einsicht, dass Leben vom Leben lebt und alle Lebewesen auf Symbiose angewiesen sind. In vielen Bereichen der Heilkunde mangelt es an diesem wahrlich globalen Ganzheitsbewusstsein. Auch wenn man glaubt, den Verursacher einer Krankheit gefunden zu haben, muss weiter ergründet werden: *Warum gibt es den Verursacher? Was ist der Grund dafür? Welcher Sinn steckt dahinter?* Wenn diesen Fragen nachgegangen wird, zeigt sich meistens, dass wir den Sinn des Lebens nicht kennen. Wir haben anscheinend noch immer nichts verstanden.

Werden wir uns hingegen bewusst, was uns am Leben erhält, nämlich Geist und Seele, dann haben wir Chancen, in allen Konflikten unbeschadet, aber dafür erkenntnisreich unseren Lebensweg zu genießen. Dazu gehört, dass wir lieben, was uns die Natur schenkt. Und unser Körper ist Natur. Wir sollten uns aller Funktionen dieses Wunderwerks der Schöpfung bewusst werden und erkennen, was uns schwächt, was unser Leben belastet. Welcher Sinn steckt dahinter, dass man so ist? Warum muss man sich in seinem Leben mit Krankheiten auseinandersetzen? Wir sollten immer der Frage nachgehen, welcher Sinn in Not und Schwäche liegen. Es gibt keinen anderen Weg zu einem erfüllten Leben.

In der von mir 1998 gegründeten Schule der Geistheilung lernen Menschen, diesen Weg zu sich selbst zu finden, durch praktische Übungen und bewusste Meditation. Das führt zu Selbstverwirklichung, zu stabiler Gesundheit und innerem Frieden. Angst vor Krankheitserregern in der Atemluft gibt es dann nicht mehr, und etwas Wunderbares entsteht: *ansteckende Gesundheit.* Besonders die angstfreie Gelassenheit, die man in der Meditation kennenlernt, ist das größte Geschenk.

Wir Christenmenschen haben gelernt zu sagen: »Wenn die Not am größten, dann ist Gottes Hilfe am nächsten.« Wir können es aber auch mit anderen Worten ausdrücken: »Ist die Not einer Krankheit sehr nah, ist die Hilfe aus dem eigenen Bewusstsein für uns da.«

Vertrauen wir unserem eigenen Bewusstsein von Geist und Seele. Es ist der Gegenpol der Angst vor Not und Krankheiten. Und erkennen wir bei allem, was wir entscheiden, dass das Leben ein Kollektiv ist. Jedes Lebewesen dient dem Ganzen, und das Kollektiv des Lebens dient allen Lebewesen.

Lösung: Leben ist Dienen

Manche mögen sich jetzt fragen, warum ich gerade behauptet habe, alle Lebewesen seien auf Symbiose angewiesen. Der Grund ist ganz einfach: Das, was wir unter Leben aus physischer Sicht verstehen, ergänzt sich in wunderbarer Weise. Das Leben lebt vom Leben, indem es durch einander unterstützende Gemeinschaften unendlich viele Formen und Arten hervorbringt. Nehmen wir ein Beispiel: Pflanzen in jeglicher Form und einige Bakterien sind die einzigen Lebewesen, die aus Licht (Photosynthese) Biomasse herstellen. Sie produzieren dabei auch noch den von vielen Lebewesen benötigten Sauerstoff. Unsere Nahrung ist pflanzlichen Ursprungs, selbst wenn wir das Fleisch von Tieren essen, denn diese haben sich meistens von Pflanzen ernährt. Die Pflanzen wiederum benötigen Bakterien und vor allem Pilze im Erdreich, und so ergänzen sie einander in ihren verschiedenen Stoffwechselprozessen. Im Wasser sind es Plankton, Seetang und Algen, die am Anfang der Nahrungskette stehen. Pflanzen dienen somit allen Insekten und tierischen Lebewesen und auch uns Menschen mit Nahrung und Sauerstoff. Es ist die größte, aber nicht die einzige Symbiose von Lebensgemeinschaften, denn bei allen Lebensformen setzt das Leben auf Symbiose mit Mikroorganismen, Viren, Bakterien und vielen anderen Kleinstlebewesen und auch Pilzen. Sie alle sind in einen dienenden Lebenskreislauf eingebunden.

Und *dienen* ist hier das Stichwort! Genau betrachtet haben alle Symbiosen dienenden Charakter. Wir können sogar sagen, dass alles Leben nur durch *gegenseitiges Dienen* möglich ist. Die ganze Schöpfung dient dem Leben, mit Licht und anderen elektromagnetischen Energien. Ohne diese Energien ist Leben, so wie wir es kennen, mit seinen unzähligen Symbiosen der verschiedenen Lebensformen, gar nicht möglich. Leben ist ein ständiges Geben und Nehmen, ein Ergänzen und füreinander Dasein, in einer Vielfalt, die uns in Erstaunen versetzt. Und wir dürfen nicht vergessen, dass wir es, wenn wir von Geist und Seele sprechen, mit einer weiteren zum Leben beitragenden Symbiose zu tun haben.

Als Heiler habe ich erkannt: *Das Leben setzt auf Dienen.* Zu dienen und füreinander da zu sein ist die Grundlage allen Lebens. Nur wir Menschen haben ein gespaltenes Verhältnis zum Dienen entwickelt. Obwohl wir uns gerne bedienen lassen und die Natur uns dient, klinken wir selbst uns normalerweise nur widerwillig in diesen lebenswichtigen Kreislauf ein. Statt unsererseits dem Leben zu dienen, bedienen wir uns, entwickeln Dienstvorschriften, die uns nicht gefallen, haben etwas gegen Dienstherren, wünschen aber gleichzeitig einen gut funktionierenden Not-Dienst in möglichst allen Bereichen. Die Natur dient uns, doch wir dienen mit vielen unserer menschlichen Aktivitäten der Natur nicht – oder nur selten. Stattdessen plündern wir sie aus und schlagen ihr tiefe Wunden.

Gegenwärtig erleben wir, wie die Natur und die Gemeinschaft aller Lebewesen sich scheinbar über unser Verhalten empört. An erster Stelle möchte ich die Erderwärmung nennen, dann die große Unzufriedenheit der Menschen in nahezu allen Staaten und Bevölkerungsgruppen, wodurch ganze Völkerwanderungen ausgelöst werden. Hinzu kommen noch die während Corona ausgelösten Dramen. Es scheint, dass weltweit eine gewaltige Transformation stattfindet.

Immer mehr Menschen erkennen dabei aber auch, dass das Leben ein ewiges Geben und Nehmen ist und wir uns bei allen Handlungen fragen müssen: »Wem oder was dient es, wenn wir dies oder jenes tun?« Wir müssen unser Verhalten ändern. Kein anderer Weg führt aus der Krise in ein erfülltes Leben. Eine zufriedenstellende Entwicklung wird es nur geben, wenn wir uns an die Regeln des Miteinander und Füreinander halten und die Natur und alle Lebewesen als gleichberechtigte Partner ansehen. Solange wir uns nur bedienen, werden alle technischen Errungenschaften, über die wir schon verfügen oder die wir noch entwickeln werden, uns nicht helfen, Erderwärmung, Umweltverschmutzung, Flüchtlingsdramen und durch Corona und andere Probleme ausgelöste Krisen zu bewältigen.

Aus meiner Sicht als Heiler können wir diese Krisen nur bewältigen, wenn wir uns besinnen und erkennen, dass unser rücksichtsloses Verhalten untereinander und die ausbeuterischen Praktiken gegenüber der Natur und dem Leben die Wurzel allen Übels ist. Mit unserem Verhalten entziehen wir uns alle Grundlagen eines schöpferischen Lebens, was einen Verlust an menschlichen Werten bedeutet und uns krank macht. Unser Körper als Teil der Schöpfung ist und bleibt immer mit der Natur verbunden und auch mit allem, was wir mit der Natur anstellen. Weil wir uns dem nicht entziehen können, besteht der beste Weg, den uns die Natur gibt, darin, über den Körper und mit ihm durch Krankheit, Not und Elend zur Besinnung zu kommen. So kommen wir nicht darum herum, unser rücksichtsloses Verhalten zueinander und gegen die Natur über unsere körperliche Lebensangst am eigenen Leib zu erfahren.

Die größte Gefahr geht meines Erachtens von den Industrien aus, die tiefe Wunden in die Natur schlagen. Nehmen wir nur unsere chemischen und pharmazeutischen Industrieprodukte. Als wäre das noch nicht genug, sorgen wir obendrein noch für energetische Verschmutzung, den Elektrosmog. Alles zusammen wirkt wie eine Diktatur gegen das Leben. Die wichtigste Frage, die zurzeit im Raum steht, lautet daher: *Wie können wir mit unserer hochgerüsteten Technik und Chemie in ein natürliches Leben zurückfinden, ohne die vielen Bequemlichkeiten, die uns die Technik bietet, aufgeben zu müssen?*

Sehr viele Menschen sind schon auf dem Weg zu einem Miteinander mit der Natur und allen Lebewesen, machen sich Gedanken darüber und handeln entsprechend. An erster Stelle möchte ich hier die vielen ehrenamtlichen Tätigkeiten von Menschen nennen, die weder auf Gewinn noch Macht aus sind. Stattdessen helfen, dienen und informieren sie – in Selbsthilfegruppen, Vereinen und anderen Initiativen. Sie wirken in Sportvereinen, Naturvereinen, in der Ernährungsberatung oder Naturheilkunde, sie wirken über Gebete und Nachbarschaftshilfe, sie handeln mit menschlicher Vernunft. Sie geben durch Lebenshilfe vielen Menschen eine Struktur, einen Weg in die Selbstverwirklichung. Wenn es diese Millionen von Menschen nicht geben würde, könnte kein Staat existieren. Sie sind das Fundament jeder Volksgemeinschaft, und weil sie ehrenamtlich wirken und nicht auf Gewinn aus sind, ist ihre Tätigkeit nachhaltig und selten gegen die Natur gerichtet. Diese Menschen sind mit ihrer Natur- und Nächstenliebe, gepaart mit Menschlichkeit und dienender Bereitschaft, für Mensch und Natur ein Segen.

Der wichtigste Aspekt ist das Dienen – körperlich, sprachlich und gedanklich, weg vom Ich, hin zum Du und zum Wir. Hierbei liegt alle Anstrengung im gemeinschaftlichen Handeln. Aus diesem Grund nützt ethisches Verständnis nur wenig, wenn wir es im täglichen Leben nicht praktisch anwenden. Es nützt nichts, wenn wir nur sagen: »Ich liebe die Natur, ich liebe das Leben, ich bin für die Umwelt da.« Voraussetzung dafür ist, dass wir eine bewusste Einstellung entwickeln und bereit sind, diese zur Grundlage unseres Handelns zu machen. Für mich ist das Mitfühlen die Basis im Zusammenleben mit der Natur, es ist meine Überzeugung, dass die menschliche Entwicklung auf Kooperation und Symbiose und nicht auf Wettbewerb beruht.

Das trifft auch auf die Heilkunde zu, die in vielen Bereichen Krankheit als eine Schwäche ansieht, die repariert werden muss. Da heißt es, Erreger müssen vernichtet werden, und das, obwohl bekannt ist, dass die Immunität eines Menschen sehr oft durch Kooperation und manchmal schon durch Symbiose möglich ist. Immunität kann nur aus einer Krankheit entstehen.

Unser Körper ist ein Teil der Natur, und wir lernen über den Körper, durch den Körper und mit dem Körper, wie das Leben sich entfaltet, sich selbst reguliert, sich anpasst und notfalls auch mal ums Überleben kämpft. Wenn unser Körper sich mit einer Krankheit oder einem durch Umweltgeschehen verursachten Leiden auseinandersetzt, spiegelt sich darin oft die kollektive Unvernunft wider. Die schlimmste Krankheit aber ist, alles beim Alten zu lassen und gleichzeitig zu hoffen, dass sich etwas ändert. Der Mensch steht immer vor der Alternative, weiterhin krank zu sein oder sich zu wandeln. Deshalb ist es notwendig, dass wir die unermessliche Heilkraft in uns erkennen, indem wir unserem Körper dienen und in ihn hineinhorchen, um herauszufinden, was eine Krankheit uns sagen will. Hören wir auf diese Botschaften und handeln entsprechend, dann werden uns andere folgen.

Protestieren und gegen widrige Umstände ankämpfen bringt wenig, Unsinniges nicht mitzumachen ist hingegen schon effektiver. Im Einklang mit der Natur zu denken und zu handeln, es vorzuleben, wirkt in einem positiven Sinne sogar ansteckend. Sie wissen doch: Wir müssen selbst die Veränderung verkörpern, die wir von der Welt erwarten.

Es gibt keinen anderen Weg zu einem erfüllten Leben.

In diesem Sinne grüßt Sie segensreich,

Ihr *Horst Krohne*

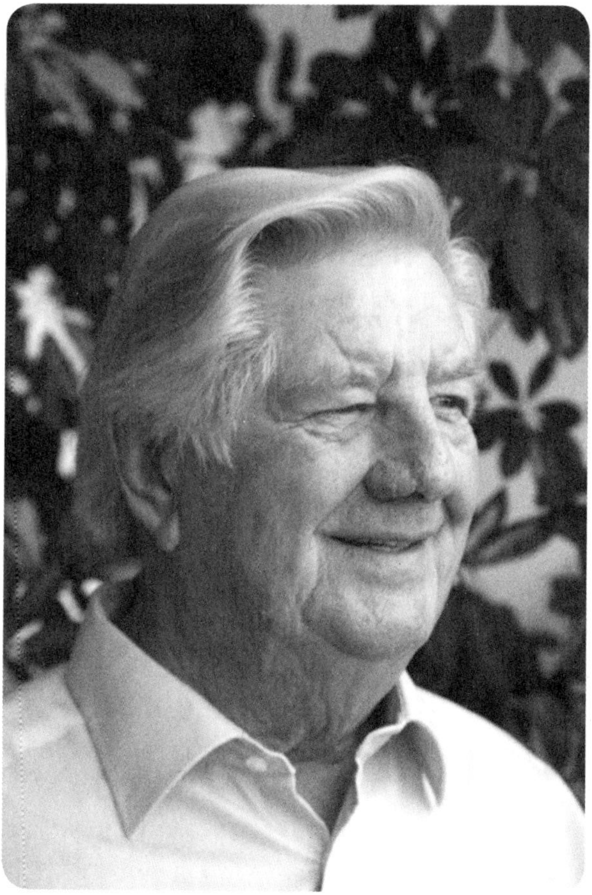

Maximen für die Behandlung

Wunderheilungen stehen nicht im Widerspruch zur Natur, sondern im Widerspruch zu unserem Wissen.

Ein Heiler mit neuen Methoden gilt solange als Spinner, bis sich die Methode durchgesetzt hat.

An der Allergie kann man erkennen, wie wir erfolgreich mit den psychologischen und sozialen Problemen umgehen können.

Es gibt keine Heilung für den, der sich nicht selbst heilen, sondern nur heilen lassen will.

Ein Heiler tut erst das Notwendige, dann das Mögliche, vertraut auf das Geistige in sich und schafft so das Unmögliche.

Man sollte nie vergessen, dass die meisten Kranken nur geheilt werden wollen, um zu erfahren, warum sie krank sind.

Der Preis für erfolgreiches Heilen
ist Verantwortung.

Wer Menschenkenntnis besitzt, dem geht es besser,
wer Selbsterkenntnis hat, dem geht es gut.

Nichts an einer Heilung, die uns geschieht,
ist selbstverständlich.

Die einzige dauerhafte Form irdischer Glückseligkeit
liegt in dem Bewusstsein: Ich schaffe das!

Der Gedanke, dass Allergien mit unserer rastlosen
Lebensweise zu tun haben könnten, ist irgendwie verboten.

Geistiges Heilen ist kein menschliches Tun.
Du bist der Botschafter, aber nicht die Botschaft.

Es ist wichtig, die eigenen Methoden immer wieder zu
hinterfragen, um nicht am Bedarf vorbei zu beraten.

Als Heiler kannst du einen Menschen nur in seiner
Krankheit verstehen, wenn dein Denken sich auf die
Funktionen der Bioenergie reduziert.

Auch Gesundheitsprobleme lassen sich niemals mit derselben
Denkweise heilen, mit der sie verursacht wurden.

Unseren Krankheiten haben wir viel zu verdanken.
Sie verhindern, dass wir die Gesundheit vergessen.

Je mehr wissenschaftliche Bildung die Menschen besitzen,
desto schwieriger wird es für sie,
aufgeschlossen zu bleiben.

Die meisten Menschen sind so gesund,
wie sie es sich selbst vorgenommen haben.

Behandele nicht, was der Klient wünscht,
sondern was notwendig ist.

Indem man über Krankheiten anderer redet,
macht man sich selbst nicht gesünder.

In jedem von uns wohnt eine heilende Kraft.
Sie ist die stärkste Lebenskraft und Heilkraft.

Man muss im Leben nichts fürchten, man muss nur alles
verstehen. Was man verstehen gelernt hat,
fürchtet man nicht mehr.

Heilung entsteht durch das Lösen von Problemen, nicht
dadurch, dass man die Lösung vorgesetzt bekommt.

Die meisten Diagnosen missachten die psychosomatische
Erkenntnis, dass familiäre, soziale und kulturelle Probleme
sich oft als psychische Funktionsstörungen zeigen.

Höre beim Heilen immer auf deine Seele.
Es ist die Seele, die das Wunder der Heilung erkennt.
Deine Seele kennt die Wahrheit.

Die reinste Form des Krankseins ist, alles beim Alten zu lassen und zu hoffen, dass sich etwas ändert.

Der Optimist glaubt, dass wir in den Himmel kommen.
Der Pessimist fürchtet, dass es wahr ist.

Immerfort der Gesundheit hinterher zu jagen,
ist das beste Rezept für ein krankes Leben.

Du musst nicht immer der Erste sein, wenn es darum geht, Neues zu erfassen. Du solltest aber nicht der Letzte sein, wenn es darum geht, Altes gehen zu lassen.

Wer immer tut, was er schon kann,
bleibt immer das, was er schon ist.

Wir sind für alles im Leben verantwortlich, sobald wir erkannt haben, dass wir für alles verantwortlich sind.

Niemand hat Schuld an etwas, wenn er nicht wusste, wie es besser geht. Alle Fehler – auch Krankheit und Leid – entstehen aus Unwissenheit.

Manchmal ist es im Leben wohl so, dass man erst etwas wird, wenn man nichts mehr werden will.

Nicht, was wir erleben, sondern wie wir empfinden, macht unser Schicksal aus.

Jegliches Wissen über die Wirklichkeit geht von der Erfahrung aus, jegliches Wissen über uns selbst wird zu unserer Wirklichkeit.

Je höher das Sein, desto umfassender das Bewusstsein, bis hin zum allumfassenden Sein, dem Gottesbewusstsein.

Außergewöhnliche Heilung geschieht nicht auf gewöhnlichen Wegen.

Gott gibt dir nicht die Menschen, die du möchtest,
er gibt dir die Menschen, die du brauchst und die dir helfen,
die Menschen, die dich verletzen, dich verlassen, dich lieben
und dich zu dem Menschen werden lassen,
der zu sein dir bestimmt ist.

Missverständnisse beruhen meistens nur auf Worten.

Verhaltenskodex zur Ausübung der Geistheilung

Mithilfe des Verhaltenskodex soll sichergestellt werden, dass Hilfesuchende nicht an Scharlatane geraten, die sie finanziell ausbeuten, in psychische Abhängigkeit bringen oder unter Vortäuschung ärztlicher Kenntnisse von notwendiger medizinischer Versorgung abhalten und dadurch ihre Gesundheit gefährden.

Der Kodex richtet sich in erster Linie an praktizierende Mitglieder ohne weiteren anerkannten Heilberuf wie Arzt, Heilpraktiker oder Physiotherapeut, die das sogenannte »Geistige Heilen« als Genesungshilfe ausüben, in dessen Mittelpunkt die bloße Heilintention, die Heilsorge steht.

I. Grundregeln im Umgang mit Hilfesuchenden

1. Die Willensfreiheit des Hilfesuchenden bleibt unangetastet, insbesondere übe ich keinerlei Druck aus, Heilbehandlungen zu buchen oder fortzusetzen.
2. Ich bin mir meiner Verantwortung gegenüber dem Hilfesuchenden bewusst in allem, was ich sage, schreibe, tue oder unterlasse.

3. Ich verspreche keine Heilung oder auch nur Linderung.
4. Ich präsentiere mich nicht als »Wunderheiler«, sondern als geistiger Genesungshelfer, als Heil-Sorgender.
5. Ich ermahne den Hilfesuchenden, seine Hoffnung keinesfalls allein auf meine Person zu setzen.
6. Im Mittelpunkt meiner Arbeit steht das Bemühen, dem Hilfesuchenden mit Geduld, Einfühlsamkeit und Anteilnahme zu begegnen.
7. Ich kläre Hilfesuchende frühzeitig und umfassend darüber auf, was sie unter Geistheilung erwartet, und lege schriftliche Hinweise darauf vor Beginn der Sitzungen vor.

II. Richtlinien für Honorare

1. Meine Bereitschaft zu helfen richtet sich nicht nach der Zahlungsfähigkeit des Hilfesuchenden.
2. Als Honorarhöhe wird der Stundensatz eines Handwerkers empfohlen.
3. Ich rechne nur Tätigkeiten ab, die in Gegenwart des Hilfesuchenden erfolgen. Die Grundlagen für meine Honorarabrechnung lege ich offen.
4. Ich verlange grundsätzlich keine Vorkasse.

III. Verhältnis zu anerkannten Heilberufen

1. Ich bemühe mich um eine gute Beziehung zu allen in Heilberufen Tätigen und um gute Zusammenarbeit mit ihnen.
2. Es wird meinerseits nicht diagnostiziert, untersucht, therapiert oder sonstwie Heilkunde im gesetzlich definierten Sinne ausgeübt. Medikamente werden weder empfohlen

noch verordnet, noch verabreicht. Ich rate nicht ab von Arztbesuchen, Medikamenteneinnahme, Therapien oder operativen Eingriffen.

3. Ich verwende keine irreführenden Titel und Berufsbezeichnungen.

IV. Toleranz

Grundsätzlich respektiere ich alle Kollegen, die im Rahmen dieser Richtlinien auf einer anderen Überzeugungsgrundlage arbeiten als ich.

V. Werbung

Jegliche Werbung geschieht mit der gebotenen Zurückhaltung und dient in erster Linie zur Information der Hilfesuchenden.

VI. Schweigepflicht

Alle mir von den Hilfesuchenden anvertrauten persönlichen Informationen behandle ich streng vertraulich.

VII. Auskunftspflicht

Im Rahmen der Schweigepflicht bin ich bereit, bei Nachfrage alle Details meiner Tätigkeit offenzulegen.

Horst Krohne,

***Gründer der Schule der Geistheilung nach Horst Krohne*®,** entwickelte fünfzig Jahre lang ein wissenschaftlich fundiertes System, das jedem Menschen die Möglichkeit gibt, geistige Heilweisen zu erlernen und auszuüben. Der Erfolg seiner Lehrmethoden und seiner sechzehn erschienenen Bücher, darunter *Neue Sicht des Geistigen Heilens*, *Hausbuch der Geistheilung* und *Geheimnis Lebenskalender*, machten ihn zum angesehensten deutschen Geistheiler.

Nach einer Lehre als Feinoptiker für astronomische Instrumente/Spiegelteleskope mit Abschluss der Meisterprüfung erlernte der 1934 in Berlin Geborene auf dem zweiten Bildungsweg die Betriebs- und Verkaufspsychologie, der er eine Ausbildung zum Kosmobiologen und Astrologen sowie zum Radiästhesisten folgen ließ. Bereits 1970 stieg er aus dem Wirtschaftsleben aus und eröffnete das »Zentrum für Lebenshilfe« mit Hotel auf Teneriffa. Acht Jahre lang studierte er dort mit Heilern aus allen Kulturkreisen das Phänomen des Geistigen Heilens und begann 1985 in Deutschland, Österreich und der Schweiz mit seiner Lehrtätigkeit auf den Gebieten Radiästhesie, Heilmeditation und Geistiges Heilen. Durch seine eigene mediale Begabung und Chakra-Sichtigkeit gelang es ihm, bei vielen Menschen die Selbstheilungskräfte und heilerischen Fähigkeiten zu aktivieren. Seine Bekanntheit wuchs noch durch Fernsehauftritte im ARD, ZDF, auf RTL und ARTE. Einladungen als Referent führten ihn zu internationalen Kongressen und Messen und anderen Heiler-Veranstaltungen, wie den renommierten Basler PSI-Tagen.

Gemeinsam mit Ärzten, Psychologen und Psychiatern erarbeitete er das Lehrprogramm der *Schule der Geistheilung nach Horst Krohne®*, die er 1998 gründete und deren Programm schon seit Anfang der 2000er Jahre von Dozenten der Schule europaweit als Aus- und Fortbildung im Bereich der Geistheilung mit Abschlusszertifikat gelehrt wird. Mit Unterstützung seiner 2021 verstorbenen Frau Anneli, die ihm auch bei den Seminaren stets mit großem Engagement zur Seite stand, etablierte er den seit 2001 bestehenden jährlich abgehaltenen »Internationalen Heiler-Kongress« und rief 2006 das Fachmagazin der Schule, den *Heilspiegel*, ins Leben.

Horst Krohne verstarb mit fast 91 Jahren am 14. Januar 2025. Zehn Jahre zuvor hatte er noch die Horst-Krohne-Stiftung gegründet zur Förderung der Wissenschaft und Forschung auf dem Gebiet der alternativen Heilmethoden.

Heilervermittlung:
www.Schule-der-Geistheilung.de
Office@Schule-der-Geistheilung.de

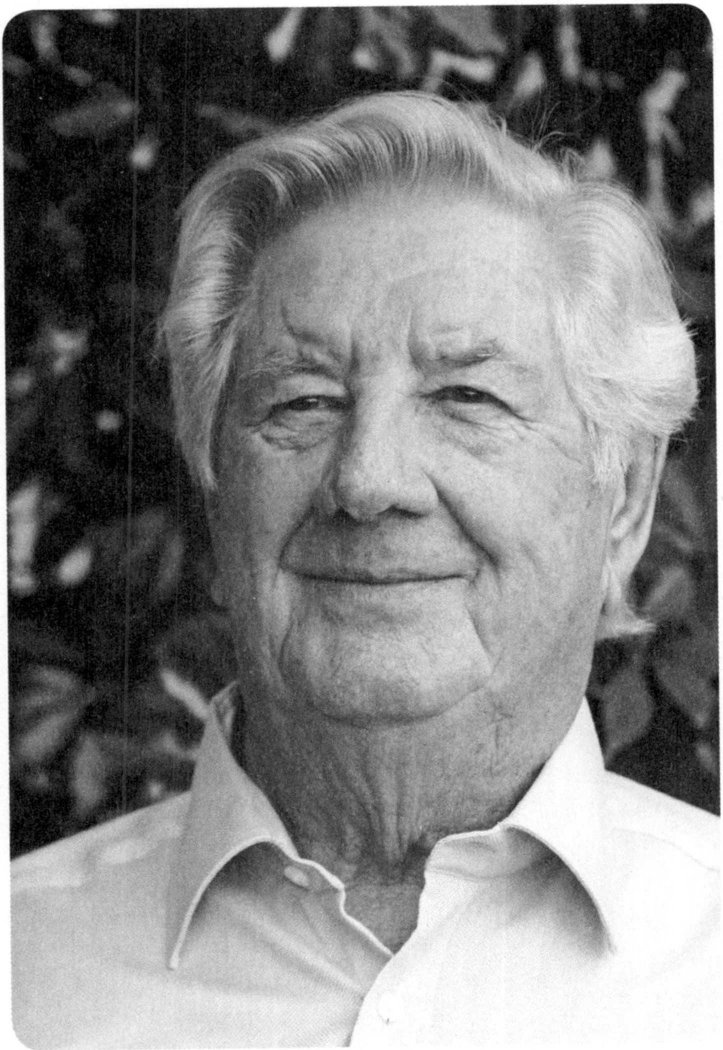

Werkverzeichnis

zusammengestellt von
Michael Nagula & Sigrun Grabbert-Jeß

Bücher

1999 *Die Schule der Geistheilung*, Ansata • ISBN 978-3-7787-7202-7 [HC, vergriffen]

2001 *Das kleine Buch der Geistheilung. Symptome, Krankheiten und ihre Behandlung*, mit Gertraud Erlinger, Verlag der Buchhandlung Wrage, Hamburg • keine ISBN ausgewiesen [Broschüre, vergriffen]

2002 *Handbuch für heilende Hände. Das A-Z der Übertragung von Heilenergie*, Ansata • ISBN 978-3-7787-7223-6 [Paperback, vergriffen]

2003 *Organsprache-Therapie. Neueste Methoden der Geistheilung in Verbindung mit Aura und Meridianen*, Ansata • ISBN 978-3-7787-7238-6 [HC, vergriffen]

2003 *Die Schule der Geistheilung*, Ansata • ISBN 978-3-7787-7202-7 [Paperback, vergriffen]

2004 *Geheimnis Lebenskalender. Heilen mit dem Gedächtnis des Energiekörpers*, Ansata • ISBN 978-3-7787-7268-3 [HC, vergriffen]

2005 *Das Hausbuch der Geistheilung. Soforthilfe bei Alltagsbeschwerden, Unfällen und chronischen Leiden*, Ansata • ISBN 978-3-7787-7292-8 [HC, vergriffen]

2006 *Neue Sicht des Geistigen Heilens. Zur Behandlung psychosomatischer Erkrankungen*, AMRA • ISBN 978-3-939373-01-8 [HC, Vorwort von Anneli Krohne-Hösbacher, vergriffen, eBook weiterhin erhältlich]

2007 *Geistheilung ist ansteckende Gesundheit. Wie und warum Heilung durch Energie funktioniert,* Ansata • ISBN 978-3-7787-7328-4 [HC, Vorwort von Dr. Ernst Joachim Haas, vergriffen]

2009 *Geistheilung mit dem Lebenskalender. Wie Sie Belastungen und Blockaden aus dem Gedächtnis Ihres Energiekörpers löschen,* Heyne • ISBN 978-3-453-70122-9 [Tb, vergriffen]

2009 *Das Hausbuch der Geistheilung. Soforthilfe bei Alltagsbeschwerden, Unfällen und chronischen Leiden,* Heyne • ISBN 978-3-453-70132-8 [Tb, vergriffen]

2010 *Geistheilung – Dialog mit der Seele,* Allegria • ISBN 978-3-7934-2186-3 [HC, Vorwort von Antonie Peppler, vergriffen]

2011 *Heilende Hände bei Allergie. Mit Geistheilung Allergien überwinden,* Allegria • ISBN 978-3-54874-537-4 [Tb, vergriffen]

2012 *Geheimnis Lebenskalender. Heilen mit dem Gedächtnis des Energiekörpers,* Ansata • ISBN 978-3-7787-7473-1 [HC, vergriffen]

2012 *Organsprache-Therapie. Neueste Methoden der Geistheilung in Verbindung mit Aura und Meridianen,* Heyne • ISBN 978-3-453-70205-9 [Tb, vergriffen]

2012 *Handbuch für heilende Hände. Das A-Z der Übertragung von Heilenergie,* Ansata • ISBN 978-3-778-77461-8 [Tb]

2013 *Der Geist, der mich rief. Vom Wirken der göttlichen Kraft,* Ansata • ISBN 978-3-7787-7481-6 [HC, vergriffen; als Tb im Selbstverlag ohne ISBN für Schüler erhältlich unter Info@Schule-der-Geistheilung.de]

2013 *Geistheilung – Dialog mit der Seele,* Allegria • ISBN 978-3-54874-583-1 [Tb, Vorwort von Antonie Peppler, vergriffen]

2014 *Ansteckende Gesundheit. Die faszinierenden Chancen der Geistheilung,* Heyne • ISBN 978-3-453-70265-3 [Tb, Vorwort von Dr. Ernst Joachim Haas, vergriffen]

2018 *Die Zwölf Programme des Bewusstseins. Geistiges Heilen und der Sinn des Lebens*, AMRA • ISBN 978-3-95447-185-0 [HC, Vorwort von Silke & Volker Finger, Nachwort von Angelika Mayrhofer-Battlogg, auch als eBook]

2020 *Ich möchte wissen, um zu helfen! Wie mediale Durchgaben die Heilung unterstützen*, AMRA • ISBN 978-3-95447-442-4 [HC, auch als eBook]

2022 *Neue Sicht des Geistigen Heilens. Jede Krankheit ist heilbar*, AMRA • ISBN 978-3-95447-511-7 [HC, Vorwort von Anneli Krohne-Hösbacher & Horst Krohne, Neuausgabe mit doppeltem Umfang, auch als eBook]

2022 *Die Geistige Schöpfung des Lebens. Mediale Botschaften über die Entstehung der Welt*, AMRA • ISBN 978-3-95447-550-6 [HC, auch als eBook]

2022 *Das Hausbuch der Geistheilung. Soforthilfe bei Alltagsbeschwerden, Unfällen und chronischen Leiden*, AMRA • ISBN 978-3-95447-515-5 [HC, überarbeitete Neuausgabe, auch als eBook]

2023 *Geistheilung – Dialog mit der Seele*, AMRA • ISBN 978-3-95447-560-5 [HC, Vorwort von Antonie Peppler, überarbeitete Neuausgabe, auch als eBook]

2023 *Die Zwölf Dimensionen des Lebens. Wie das Universum und unser Bewusstsein aufgebaut sind*, AMRA • ISBN 978-3-95447-673-2 [HC, Vorwort von Jürgen Fliege, auch als eBook]

2024 *Geheimnis Lebenskalender. Heilen mit dem Gedächtnis des Energiekörpers*, AMRA • ISBN 978-3-95447-513-1 [HC, überarbeitete Neuausgabe, auch als eBook]

2025 *Geistheilung ist ansteckende Gesundheit. Wie Heilung durch geistige Energie funktioniert: Fakten – Hintergründe – Chancen*, AMRA • ISBN 978-3-95447-558-2 [HC, Vorwort von Dr. Ernst Joachim Haas, Nachwort von Michael Nagula; überarbeitete Neuausgabe, auch als eBook]

Bücher in Vorbereitung

2025 *Der Geist, der mich rief. Vom Wirken der göttlichen Heilkraft. Autobiografie eines Heilers*, AMRA • ISBN 978-3-95447-558-2 [HC, überarbeitete Neuausgabe, auch als eBook]

2026 *Heilende Hände bei Allergie. Mit Geistheilung Allergien überwinden*, AMRA • ISBN 978-3-95447-562-9 [HC, überarbeitete Neuausgabe, auch als eBook]

2026 *Die Schule der Geistheilung. Wie jeder Mensch das Geistige Heilen erlernen kann*, AMRA • ISBN 978-3-95447-552-0 [HC, Vorwort von den Dozenten der Schule; überarbeitete Neuausgabe, auch als eBook]

2027 *Organsprache-Therapie. Neueste Methoden der Geistheilung in Verbindung mit Aura und Meridianen*, AMRA • ISBN 978-3-95447-556-8 [HC, überarbeitete Neuausgabe, auch als eBook]

2027 *Handbuch für heilende Hände. Das A-Z der Übertragung von Heilenergie*, AMRA • ISBN 978-3-95447-554-4 [HC, überarbeitete Neuausgabe, auch als eBook]

CD-Aufnahmen

2004 *Selbstheilung durch Chakra-Meditation*, gesprochen von Horst Krohne, Ansata • ISBN 978-3-7787-7269-0 [CD, vergriffen]

2007 *Meridian Heilmeditationen*, gesprochen von Horst Krohne, Ansata • ISBN 978-3-7787-7340-6 [CD, vergriffen]

2008 *Farbmeditation*, gesprochen von Horst Krohne [Doppel-CD, Bezug über »Schule der Geistheilung«]

2008 *Chakrenmeditation*, gesprochen von Horst Krohne [CD, Bezug über »Schule der Geistheilung«]

2013 *»Ist Geistiges Heilen erlernbar?«, Vortrag auf dem 1. Internationalen Kongress für Geistiges Heilen am 21./22. April 2007 in Hannover*, Nymphenburger Verlagshaus [CD]

2022 *Meridianmeditation*, gesprochen von Horst Krohne [Doppel-CD, Bezug über »Schule der Geistheilung«]

Kartenset

2004 *Auroskop. Erkennen Sie Ihre Aura-Farben!*, Ansata • ISBN 978-3-7787-7261-4 [Kartenset, vergriffen]

2015 *Auroskop. Die Aura messen, deuten, harmonisieren*, Ehm Welk Buchhandlung • ISBN 978-3-9434-8731-2 [Kartenset, deutsch und englisch; Nachdruck ohne ISBN, Bezug über »Schule der Geistheilung«]

DVDs und Filme

2012 *Die Heiler – der Film*, mit Horst Krohne und anderen geistigen Heilern, Lanakila Film [DVD]

2013 *Horst Krohne. Ich möchte wissen, um zu helfen. Filmportrait eines großen Heilers*, Lanakila Film [DVD]

2014 *Burnout. Eine Chance zum Neubeginn*, mit Horst Krohne, Lanakila Film [DVD]

2014 *Schule der Geistheilung nach Horst Krohne. Die größte Geistheilerschule Europas*, Lanakila Film [DVD]

2019 *Die Übersinnlichen. Das geheimnisvolle Potenzial der Seele*, mit Horst Krohne, Mystica Filme [DVD]

Vergriffene Bücher von Horst Krohne sind im AMRA Verlag als überarbeitete Neuausgaben in Vorbereitung. Sie können sich über den Veröffentlichungsstand informieren, wenn Sie auf www.AmraVerlag.de im Suchfeld das Stichwort »Horst Krohne« eingeben.

Bei Fragen zu Inhalten der Bücher und anderen Produkten wenden Sie sich bitte an Info@Schule-der-Geistheilung.de.

Bestseller der Energiearbeit!

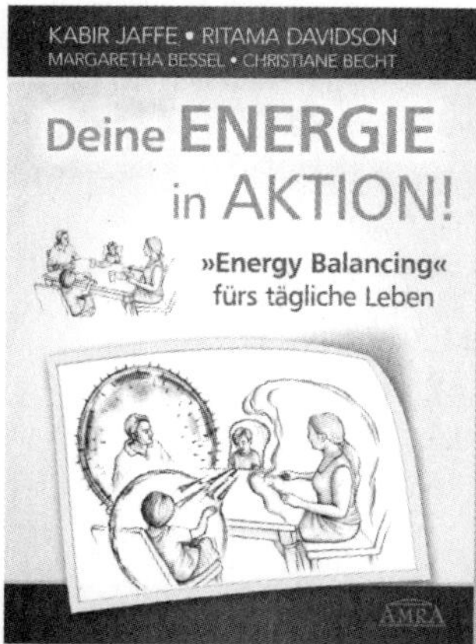

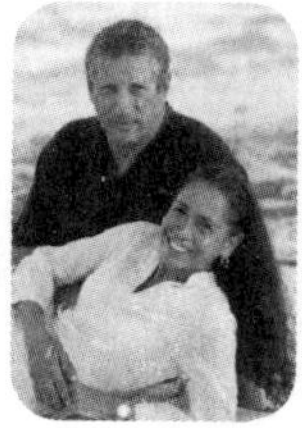

Kabir Jaffe, Ritama Davidson,
Margaretha Bessel, Christiane Becht
Deine Energie in Aktion!
»Energy Balancing« fürs tägliche Leben
304 Seiten, illustriert, mit Zusatzfarbe
Amra Paperback XXL
€ [D] 29,99 / € [A] 30,90
ISBN 978-3-939373-85-8

Was geht wirklich vor sich, wenn wir sagen, jemand sei offen oder verschlossen, die »Chemie« stimme nicht oder eine Person »sauge« uns aus? Was geschieht, wenn wir miteinander sprechen, und warum sind wir manchmal nicht »bei uns«?

Wir bilden uns diese Dinge nicht ein – wir nehmen die subtile Welt machtvoller Energien wahr!

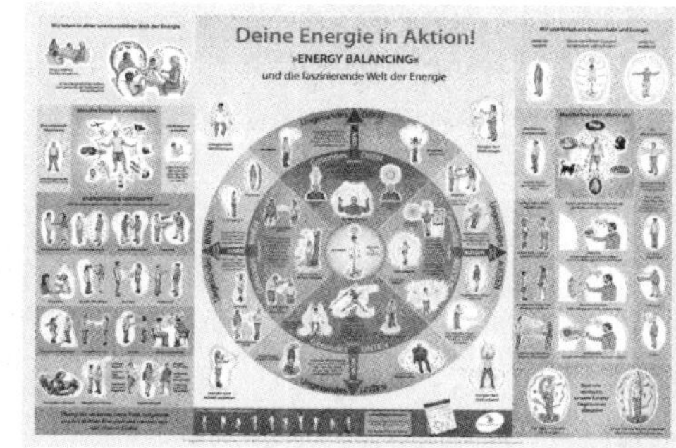

Energy Balancing –
für den Alltag!

Kabir Jaffe, Ritama Davidson,
Margaretha Bessel, Christiane Becht
Wandposter:
Deine Energie in Aktion!
Die faszinierende Welt der Energie
DIN-A1, glänzendes Bilderdruckpapier
€ [D] 19,99 / € [A] 20,60
ISBN 978-3-95447-033-4

Mehr als 50 farbige Illustrationen, Übungen und Grundlagen aus dem Buch. Für den eigenen Gebrauch oder als Trainingshilfe für Energie-Arbeiter, Therapeuten und jeden, der viel mit anderen Menschen zu tun hat.

Ein faszinierender Blickfang!

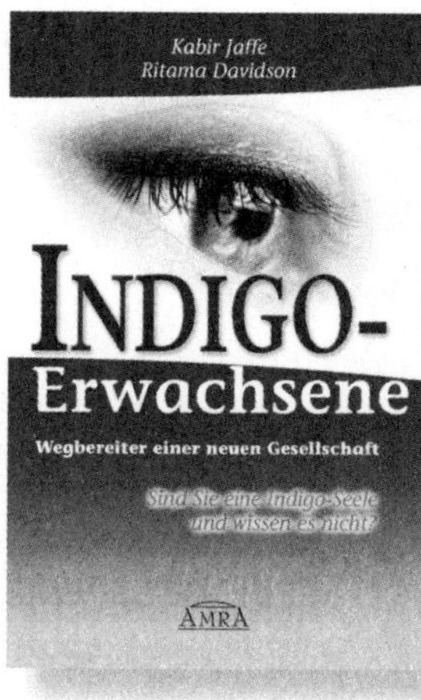

Sind Sie eine Indigo-Seele
und wissen es nicht?

Kabir Jaffe & Ritama Davidson
Indigo-Erwachsene
Wegbereiter einer neuen Gesellschaft
208 Seiten, gebunden, mit Leseband
€ [D] 19,99 / € [A] 20,60 • ISBN 978-3-939373-10-0

Eine neue Art Mensch tritt in Erscheinung, als nächster Schritt in der Entwicklung der Menschheit. Es sind visionäre und kreative Frauen und Männer, fortschrittlich, sensibel und unabhängig. Sie verkörpern neue Auffassungen, ein anderes Denken und Fühlen.

Video-Interview und Gratis-eBook auf www.AmraVerlag.de